全国高等职业教育预防医学专业规划教材

U0236484

社会医学

（供预防医学、公共卫生管理、临床医学、护理、口腔医学、
康复治疗技术、中医学及相关专业使用）

主 编 王金勇

中国协和医科大学出版社

北 京

内容提要

本教材是"全国高等职业教育预防医学专业规划教材"之一，系根据本套教材的编写指导思想和原则要求，结合专业培养目标和本课程要求的教学目标编写而成，内容涵盖了绪论，医学模式与健康观，社会因素与健康，经济因素与健康，文化、人口与健康，心理行为因素与健康，社区卫生服务，健康管理，生命质量评价，社会卫生状况和社会卫生策略，社会医学研究方法，社会病的防治等。此外，本教材还增加了教学课件、思维导图、能力测试等数字资源，丰富了教材内容，增强了线上和线下教学的联动性，以提升学生学习的主动性和积极性。

本教材主要供预防医学、公共卫生管理、临床医学、护理、口腔医学、康复治疗技术、中医学及相关专业使用。

图书在版编目（CIP）数据

社会医学 / 王金勇主编. -- 北京：中国协和医科大学出版社，2024.7
（全国高等职业教育预防医学专业规划教材）
ISBN 978-7-5679-2378-2

Ⅰ.①社… Ⅱ.①王… Ⅲ.①社会医学－高等职业教育－教材 Ⅳ.①R1

中国国家版本馆CIP数据核字（2024）第085531号

主　　编	王金勇	
策划编辑	沈紫薇	
责任编辑	张青山	
封面设计	邱晓俐	
责任校对	张　麓	
责任印制	黄艳霞	
出版发行	中国协和医科大学出版社	
	（北京市东城区东单三条9号　邮编100730　电话010-65260431）	
网　　址	www.pumcp.com	
印　　刷	涿州汇美亿浓印刷有限公司	
开　　本	889mm×1194mm　　1/16	
印　　张	8.25	
字　　数	235千字	
版　　次	2024年7月第1版	
印　　次	2024年7月第1次印刷	
定　　价	38.00元	

全国高等职业教育预防医学专业规划教材
建设指导委员会

编者名单

主　编　王金勇

副主编　段光容　李丽娟　罗赛美　徐　璇

编　者（按姓氏笔画排序）

王天翼（长沙卫生职业学院）

王金勇（重庆医药高等专科学校）

李丽娟（大理大学）

罗赛美（保山中医药高等专科学校）

周　颖（肇庆医学院）

段光容（重庆医药高等专科学校）

徐　璇（江苏医药职业学院）

蔡明春（重庆市铜梁区人民医院）

出版说明

随着我国公共卫生事业的发展和社会对公共卫生服务需求的增加，预防医学在保障人民健康、提高生活质量方面的作用日益突出。高等职业教育作为培养高素质预防医学人才的摇篮，承担着重要的使命与责任。在国家教育改革的引领下，高等职业教育逐渐向现代化、职业化和信息化发展，对教材编写提出了更高要求。

本套教材是以实践科学发展观为指导思想，以服务教学、指导教学、规范教学、适应我国医学教育改革为宗旨，立足高等职业教育教学实际，以胜任能力培养为目标，使课程设置与理论实践紧密衔接，突出教材内容的实用性、先进性、科学性和通用性。本套教材为新形态教材，具体体现为：体现教育改革精神与职业教育特色；注重产教融合，突出实践教学；以实际操作技能为导向，融入新技术、新方法；融合思政，强化价值引领；以学生为中心，丰富模块设计；纸质教材与数字教材融合；教材编写在贯彻职业教育理念的同时，亦充分体现现代化的教育思想和方法，以全面提升学生的创新精神、人文素养、胜任能力等综合素质，培养适应医疗卫生体制改革的复合型和应用型人才。

同时，本套教材的编写遵循教材编写的基本规律，秉持"三基、五性、三特定"的原则，注重基础理论、基本知识和基本技能的培养，内容深度和广度适应全国高等职业教育的需求。教材编写以预防医学专业的培养目标为导向，着重培养学生的职业技能，满足职业岗位需求、学生学习需求和社会需求。教材内容涵盖了预防医学领域工作岗位所需的知识、技能和素质，帮助学生全面理解工作岗位，培养科学的临床思维和学习方法，以满足社会对学生知识和技能的要求，强调培养学生的创新能力、信息获取技能和终身学习能力，确保教材的启发性。在编写过程中，我们充分考虑到高等职业教育的多样性，确保教材既能适应不同院校的需求，又能满足学生毕业时的知识和技能要求。

本套教材涵盖流行病学、传染病学、卫生统计学等10门课程，定位清晰、特色鲜明，具有以下特点。

一、体现教育改革精神与职业教育特色

本套教材强调实际操作和技能培训，注重培养学生的职业素养和实际工作能力。内容贴近职业实践，力求使学生能够顺利进入职业领域，成为胜任基层医疗机构或预防医学相关岗位的高级技术型专业人才。编写过程中，我们注重教材内容与实际工作岗位匹配，确保教材内容符合基层实际工作的需求。

二、注重产教融合，突出实践教学

高等职业教育强调产教深度融合，创新培养模式，这是职业教育的重要发展方向。本套教材的建设始终把提高人才培养质量放在首位，密切联系实际，突出实践教学，将专业内容设置与行业需求对接；推动教学与行业技术发展同步，使课程内容与职业标准对接；完善职业教育教学过程机制，使教学过程与实际工作过程对接。

三、以学生为中心，丰富模块设计

考虑到职业教育学生的年龄和学习特点，本套教材的模块设置丰富多样，包括案例导入、思维导图、执考知识点总结、习题等模块。这种结构不仅有助于学生理解和记忆知识点，还能提高学生的学习兴趣和效果。每个模块设计精细，既有理论讲解，又有实践应用，旨在全面提升学生的综合素质。

四、贴合公共卫生执业助理医师资格考试

为了帮助学生更好地应对公共卫生执业助理医师资格考试，本套教材对比了2019版和2024版考纲，将最新考纲的变化细致拆解到各章中，方便学生掌握最新的考试要求。这一设计使教材更具针对性和实用性，帮助学生高效备考，提升考试通过率。

五、纸数融合，丰富学习体验

本套教材采用纸数融合的形式出版，即在纸质教材内容之上，配套提供数字化资源。通过思维导图、课件等多种媒体形式强化内容呈现，丰富教学资源。读者可以直接扫描书中二维码，阅读与教材内容相关联的课程资源，从而丰富学习体验，使学习更加便捷。这种创新的学习方式，不仅提高了教学效果，也提升了学生的学习积极性和主动性。

希望本套教材的出版，能够推动高质量预防医学专业人才的培养，促进我国预防医学学科或领域的教材建设与教育发展，为我国公共卫生事业的发展和人民健康的保障作出积极贡献。

前　言

随着全球工业革命4.0和生命科学革命3.0的迅猛发展，人类疾病谱发生了巨大改变，人们的健康需求也随之改变，由关注疾病本身，转向关注影响健康的生理、心理、社会、环境等因素。2018年教育部提出建设"新医科"，2019年4月，启动了"六卓越一拔尖"计划2.0，以坚持培养高层次复合型医学人才为核心，将"大卫生观、大健康观和大科学观"的新内涵及其新要义，融入医学教育的全周期和全过程，推动学科交叉融合与产教融合，打破医学与人文科学、社会科学学科的壁垒，这不但有利于提升医学生的职业能力，养成良好的职业操守，而且有助于增强医学生的人文关怀意识。社会医学是医学发展过程中，与社会学科逐渐融合而成的交叉学科，有助于提高医务人员的人文素质。本教材根据全国高等职业教育预防医学专业培养目标、主要就业方向及职业能力要求，按照本套教材教学指导思想和原则要求，结合本课程教学大纲，由全国6所院校1家教学医院从事教学和临床一线的教授、学者悉心编写而成。

本课程教材系预防医学专业核心课程教材，结合公共卫生执业助理医师考试考点要求，包括绪论，医学模式与健康观，社会因素与健康，经济因素与健康，文化、人口因素与健康，心理行为因素与健康，社区卫生服务，健康管理，生命质量评价，社会卫生状况和社会卫生策略，社会医学研究方法，社会病的防治十二章内容。

本教材适合开设"社会医学"课程的全国高等职业教育医药卫生类院校相关专业（如预防医学、公共卫生管理、临床医学、护理、口腔医学、康复治疗技术、中医学）作为教学用书，以及新医科背景下的医学交叉学科课程用书。

为了保证本教材的编写质量，出版社遴选了全国高等医学院校教学和临床一线的专家，他们在教学、临床及科研方面都有着丰富的理论知识和实践经验，为本教材的编写付出了辛勤的努力。

由于编者水平有限，书中难免存在不妥或疏漏之处，望各位同仁和广大读者批评指正。

编　者

2024年4月

目录

第一章 绪 论

案例导入

【案例】

世界卫生组织（WHO）发布的《2009年世界卫生统计报告》展示了世界各国平均寿命的变化曲线，一些不发达的非洲国家人口期望寿命低于40岁，而某些发达国家人口期望寿命超过80岁，两者形成鲜明对比。

【问题】

请问导致国家间平均期望寿命差异的最大原因是什么？

核心知识拆解

一、社会医学的概念和性质

社会医学（social medicine）是从社会的角度研究医学和健康问题的一门交叉学科。它研究社会因素与个体及群体健康和疾病之间相互作用及其规律，制定相应的社会策略，保护和增进人群的健康。

社会医学也是医学与社会科学相互融合的一门交叉学科，它的知识基础主要有两个来源：一方面是医学科学，也包括基础医学、临床医学和预防医学；另一方面是社会科学，包括社会学、政治学、经济学和管理科学等。社会医学具有自然科学与社会科学双重性质。

二、社会医学的研究内容

作为医学学科，社会医学是以人群健康问题为研究内容。随着人类疾病谱的转变和人口老龄化进程的加速，人民群众对健康的需求呈多层次、多样化、持续快速增长的特点，对健康服务、健康产品等总需求急剧增加，这迫使医疗卫生服务不断扩大内容，从单纯治疗到预防保健、从生理到心理、从医院服务到社区及家庭服务、从单纯治疗到综合健康服务。服务内容涵盖医疗卫生、营养保健、健身休闲等健康产业，涉及全社会、多领域、多部门的协同与合作。

社会医学的研究内容包括以下3个方面。

（一）研究社会卫生状况

社会卫生状况主要是描述人群健康状况。通过社会调查与大数据资源结合，可分析某地区或某国家的人群健康状况，利用人群健康状况指标反映社会卫生状况，从健康指标中发现健康弱势人群及高危人群，针对这些特定人群的健康问题去寻找与之相关的社会原因，然后制定相应的策略与措施，也就是对社会卫生问题做出"社会诊断"。

（二）研究人群健康的影响因素

研究人群健康影响因素是为了寻找社会卫生问题的原因。主要是应用社会卫生服务调查的方法，以及现况调查、回顾性与前瞻性研究等流行病学研究方法，对社会制度、医疗保障制度、医疗卫生服务需求、社会经济状况、文化与人口因素等众多社会因素对健康的作用进行分析，为制定社会卫生政策提供参考。也就是对社会卫生问题做出"病因分析"。

（三）研究社会卫生策略和措施

对于社会卫生问题，通过病因分析，提出有效的策略与措施，可以改善不良的社会卫生状况，提高人群的整理健康水平，也就是对社会卫生问题开出"社会处方"。

三、社会医学的任务

（一）倡导积极的健康观和现代医学模式

WHO在1948年就提出了健康的概念，认为健康不仅是没有疾病或虚弱，而且是一种身体、心理和社会的完好状态。但是，半个多世纪过去了，正确的健康观念对人类的影响程度及效果并未令人满意。不良的行为生活方式在人群中还广泛存在，危害健康的社会因素也广泛存在，由此造成了人群60%以上的疾病和健康损害。因此，在疾病防治与医学教育计划及实践中，必须倡导正确的健康观，使医务工作者和广大人民群众认识到影响健康的既有生物因素，也有社会心理因素。而对某些疾病来说，社会心理因素往往比生物因素更为重要，只有采取综合性的卫生保健措施，才能有效地防治疾病和促进健康。

伴随着健康观的出现，生物-心理-社会医学模式替代了传统的生物医学模式。虽然它被认为是适合于时代的医学模式，但在医疗卫生保健实践中尚未产生应有的效应，人们在理论上的接受和实际行动中的保守或拒绝形成了鲜明的反差。因此，应积极推进健康观和现代医学模式，完善现代医学模式理论体系，增强其在医疗卫生工作实践中的可操作性，逐步转变医疗卫生服务理念，促进医学模式的实质性转变。

（二）改善社会卫生状况，提高人群健康水平

发现社会卫生问题是进行有效防治的重要前提。通过社会医学的研究方法对特定区域开展调查研

究，系统分析社会卫生状况的现状、特征及其发展趋势，明确影响人群健康的各种因素，尤其是影响因素的作用强度和影响范围。采用各种评价技术，如健康危险因素评价、生命质量评价、卫生服务评价等，评价社会因素对健康的影响程度。也可以通过与国际的比较研究，找出我国社会卫生状况与之存在的差距，进一步提出改善社会卫生状况的策略和措施，提高人群健康水平。

（三）制定社会卫生策略与措施

社会医学的基本研究思路是发现卫生问题—分析产生问题的原因—提出解决卫生问题的策略与措施。这与制定社会卫生政策的基本程序和方法是一致的。因此，社会医学不仅有广泛的社会卫生问题的研究领域，而且可以为卫生行政部门开展决策、规划和管理等方面提供理论基础与方法学指导，提高决策的科学性，以及健康改善的有效性。

（四）注重弱势人群保健和社会病控制

弱势人群是指由于遗传、生理等特点的缘故，对自然环境、社会环境适应能力相对弱，对致病因素的抵御能力较差、自食其力能力低的部分健康人群。如妇女、儿童、老年人、残疾人、低收入人群、流动人口和从事有害作业的人群等。他们处于疾病的高危状态，是卫生保健的重点人群，需要提供特殊的医疗照顾。此外，与社会因素关系密切的社会病，如吸毒、性传播疾病、酗酒、意外伤害等，严重危害人群健康，社会卫生措施已成为防治这些社会病方案不可或缺的部分。高危人群的卫生保健及社会病的防治都是社会性很强的工作，必须动员全社会的参与，加强各部门的合作才能奏效。

四、社会医学的学科发展历程

随着社会经济发展和科技进步，人类健康与疾病的影响因素范围不断扩大，从个体的生物学组成到行为生活方式，再到社会因素，这为社会医学的学科形成与发展提供了必要的条件。到目前为止，可将社会医学的发展大致分为3个阶段。

（一）学科萌芽期

医学之父希波克拉底在古希腊时期就注意到人的健康与生活环境有关。他在著作《空气、水、地域》（*On Airs，Waters and Places*）中提出，医生在给患者诊断前，应熟悉患者所处的自然环境、居住条件、饮水情况和生活方式，这样才能准确做出诊断。

古罗马医生盖伦强调心理因素与健康的关系，在其记载的病例中多次提到患者的心理状况对身体的影响。值得一提的是，在具有自传性质，同时对当时罗马知识界和统治阶层的生活状态有所描绘的《论预后》中，盖伦提到好几例因为心理原因而造成身体状况异常的病例，当患者的心理负担被化解，身体上的不适也就随之消失。

阿拉伯医学家阿维森纳被尊为"医学之尊"，与希波克拉底、盖伦并称医学史上的鼻祖。他在医学巨著《医典》中指出，人们要预防疾病，就应坚持锻炼身体。如果放弃锻炼，人体的新陈代谢会减慢，从而损害器官技能。阿维森纳还指出，肿瘤治疗应该在早期进行。同时，他也非常重视心理治疗，据说其使一位王子的"强迫观念"慢慢改变，最终治愈了王子的精神疾病。

在资本主义早期阶段，由传统的农业社会向工业社会转化，出现大量的手工业工场，社会卫生状况严重恶化，促使医学家从社会学视角思考健康问题。瑞士医生帕拉塞尔苏斯撰写的《水银病》，反映了铜银矿山工人的职业病状况。意大利医生拉马兹尼在《论手工业者的疾病》中，记述了52种职业工人的健康损害状况，是人类历史上研究职业因素对职业工人健康损害的第一人。

在我国古代，传统医学早已注意到社会因素、精神因素等对健康与疾病的影响。我国现存最早的医书《黄帝内经》指出，居住环境与气候变化、经济状况与政治地位、饮食起居与精神状态等都会影响健康。

（二）社会医学在西方国家的创立与发展

社会医学的创立是以法国医生盖林提出社会医学概念为标志。1848年，盖林将医学监督、公共卫生及法医学整合为一门学科，称为社会医学，并分为社会生理学、社会病理学、社会卫生学和社会治疗学4个部分。

德国医学家诺尔曼和病理学家魏尔啸提出"医学科学的核心是社会科学"，社会经济因素对健康与疾病产生重要作用，因此"任何社会都应对居民的健康负责"。魏尔啸在参加西里西亚斑疹伤寒流行病学调查中指出，单纯治疗斑疹伤寒是不能控制其流行的。

德国是社会医学的发源地。第二次世界大战之前，是以社会卫生学为主的社会医学。1920年，在柏林大学开设了第一次社会卫生学讲座。第二次世界大战后，是以防治心脑血管疾病和肿瘤，研究生活方式和环境污染与健康的关系为主的"社会医学"。

英国的社会医学课程是逐步取代公共卫生学课程而来的，其内容是有关人群的医学。1943年，牛津大学成立了第一个社会医学研究院。该大学的社会医学教授赖尔认为，社会医学包括公共卫生、工业卫生、公共医疗卫生事业及社会卫生服务等范畴。后被改为社区医学，其研究内容也有所改变。

美国主要是运用社会学的观点、理论和方法发展医学社会学，用以研究人类健康与疾病的现象，且在1959年成立医学社会学分会。到20世纪70年代，哈佛大学和北卡大学相继成立社会医学系，社会医学开始独立作为一门学科。

（三）社会医学在我国近现代的发展

我国最早建立的中央卫生行政机构是清政府在1905年成立的卫生科，后改名卫生司。1910年，伍连德医师在山海关设立检疫所，以专门应对东北鼠疫流行。之后，我国建立了卫生示范区，并开展农村卫生和防疫工作。1941年，中央卫生设施实验处改为中央卫生实验院，并设立社会医事系。

中华人民共和国成立后，中国医科大学建立了公共卫生学院，并设立卫生行政学科，开设卫生行政学。1978年，社会医学被承认为一门正式学科。1980年，有条件的医学院校成立社会医学与卫生管理学教研室，开展教学研究工作。同期，卫生部在六所医学院成立了卫生管理干部培训中心，推动了社会医学的学科建设。2000年，《社会医学》规划教材出版。2010年，在《中华医学百科全书》编写中设立了《社会医学》分册。

经过20多年的发展，社会医学工作者积极参与具有中国特色卫生服务体系的建立工作，在完善健康保障体系及建立与经济水平相适应的健康指标等方面都作出了贡献。

五、三次卫生革命

卫生革命是针对医疗卫生事业发展过程中，因不同时期的卫生工作重点、目标及任务而确定的主要卫生工作内容。到目前为止，我国医疗卫生事业发展经历了三次卫生革命。

（一）第一次卫生革命

第一次卫生革命是针对严重危害人类健康的传染性疾病、寄生虫病、地方病及营养不良症等展开的。19世纪后半叶从欧洲开始，通过制定国家卫生措施和环境卫生工程措施，利用有效疫苗、生物制品、抗生素、杀虫剂及消毒剂等，开展计划免疫服务、环境消毒、杀虫灭鼠，控制传染源、降低急慢性传染性疾病的发病率与死亡率，延长期望寿命。

在第一次卫生革命中，历经半个世纪，人类消灭了天花，有效控制了鼠疫、霍乱及麻风等烈性传染病的传播，取得大获全胜的战绩。

（二）第二次卫生革命

第二次卫生革命是应对人类疾病谱改变所带来的挑战。第二次世界大战后，"世界人口金字塔"开始变形，世界转变为"老年型社会"，工业化、城市化进程加快，使得人们的行为和生活方式发生了很大改变，影响人群健康的疾病被慢性非传染性疾病逐步代替。主要针对心脑血管疾病、糖尿病、恶性肿瘤、精神疾病和意外伤害等慢性非传染性疾病的控制，以改善人群生命质量。

应对第二次卫生革命的主要内容是积极实施三级预防策略，通过病因预防和早期诊断技术，及时发现健康危险因素，并尽早开展治疗，降低慢性病的发病率及长期带病状态。主要的措施是健康教育及早期筛查，改变不良的行为生活方式、控制吸烟、饮酒、吸毒，提倡合理营养与均衡膳食，加强自主体育锻炼。第二次卫生革命虽已取得显著成效，但离成功还有很长的路，还需全社会的坚持努力。

（三）第三次卫生革命

第三次卫生革命是以WHO在1975年提出的"到2000年，人人享有卫生保健"战略目标为起点，逐步实现健康公平。这次卫生革命与人类社会的进步密切相关，也推动了当前的医学目标改变，从"以疾病为中心"转变为"以健康为中心"，从对抗疾病和死亡的医学目的逐渐转变为对抗早死、维护和促进健康、提高生命质量。

应对本次卫生革命的主要措施是推行自我保健、家庭保健和发展社区卫生服务，强调每个人都是自己健康的第一责任人，同时，不断改善人群健康公平程度，使每个成员都能获得与社会经济状况相当的最大限度的健康水平。

要实现第三次卫生革命的胜利，必须切实制定有效的社会卫生政策，克服绝对贫困与相对贫困带来的健康差异。如我国自1986年开始的扶贫政策，到2021年2月25日，中国脱贫攻坚战取得了全面胜利，现行标准下9899万农村贫困人口全部脱贫，832个贫困县全部摘帽，12.8万个贫困村全部出列，区域性整体贫困得到解决，完成了消除绝对贫困的艰巨任务，"两不愁三保障"全面实现。但缩小相对贫困将是未来很长一段时间的工作重点。

知识拓展

"整体化思维"对人群健康的影响

随着人类疾病谱的改变，慢性病已成为人群健康的重要影响因素，这就要求医生在诊断来自生活中的健康问题时，需要考虑除生物性病原以外的非生物性因素，如社会、心理因素。这些因素不仅影响是否患病，还影响疾病的临床表现、持续时间及强度。

波特提到：1900年以后，疾病被概念化为一种社会现象，这一现象的社会性至少与其生物性同样重要。这种社会现象必须从统计学、社会学、心理学甚至政治学的角度去理解。"医学诊视"必须结合更广泛的社会问题，如收入、生活方式、饮食、习惯、就业、教育和家庭结构等。

由此，人们越来越多地要求医生在为"整体的人"诊治慢性病时，还需要知道那些最初影响人们的行为和生活方式。这与辩证唯物主义和大健康观是一致的。

本章小结

教学课件

执考知识点总结

本章涉及的2019版及2024版公共卫生执业助理医师资格考试考点对比见表1-1。

表1-1 2019版及2024版公共卫生执业助理医师资格考试考点对比

单元	细目	知识点	2024版	2019版
绪论	绪论	（1）社会医学的性质	新增	—
		（2）社会医学研究内容	√	√
		（3）社会医学的任务	√	√
		（4）三次卫生革命	√	√

拓展练习及参考答案

（王金勇　李丽娟）

第二章　医学模式与健康观

学 习 目 标

素质目标： 通过本章的学习，引导学生树立"积极健康观"，做好自己健康的第一责任人。

知识目标： 掌握现代医学模式的内容；熟悉医学模式的概念与演变，现代医学模式的影响，健康与疾病的相对概念，不同的健康观；了解现代医学模式产生的背景。

能力目标： 能够正确理解现代医学模式，熟悉现代医学模式的内容及其对健康的影响。

案例导入

【案例】

唐代医圣孙思邈在《千金要方》中云，为医者，分三品，"上医医国，中医医人，下医医病"。"上医听声，医未病之病；中医察色，医欲病之病；下医诊脉，医已病之病"。

【问题】

请问上医、中医和下医三者对健康有何影响？为什么？

核心知识拆解

一、模式与医学模式

宋代张邦基在《墨庄漫录》卷八中提到："闻先生之艺久矣，愿见笔法，以为模式。"模式，即事物的标准样式。建立模式是分析和研究事物间关系与本质的一种科学研究方法。换句话说，模式是从事物中抽象出某些特征，构成关于某事物的标准形式，指导人们观察、思考和解决问题。针对医学问题的模式，即医学模式。

医学模式是人类在认识生命过程及与疾病抗争的实践中得出的，是对健康与疾病等重要医学事件的本质概括。医学模式属于自然辩证法内容，是以医学为对象的思想观和方法论，指导人们观察、分析和处理人类健康、疾病与死亡的有关问题。它不仅概括了医学总体结构特征，还是指导医学实践的基本观点。

二、医学模式的演变过程及其影响因素

医学模式不是一成不变的，随着科技进步、医学发展及人类对健康需求的提高和变化，也经历了多次转变。回顾医学模式的转变过程及影响因素，有利于人们更好地理解健康与疾病的关系、健康的影响因素，以及健康的发展方向。

1. 神灵主义医学模式 是将人类的生命与健康归为上帝神灵所赐，而疾病与灾祸则归为天谴神罚，这与远古时期低下的生产力有关。由于科学技术落后，思想蒙昧，人类无法解释梦、疾病与死亡等生理现象。因此，人们普遍接受了神秘力量控制整个世界，神决定人类的疾病与健康，占卜术在疾病的诊断中扮演了重要的角色。

远古时期盛行的，以占卜、祭祀、祈祷等为主要医学手段的医学实践方式，把病因归咎于某种超自然的神秘因素的医学理论，便形成了古代的一种医学模式——巫医模式。该模式无论是在知识形态层面，还是在实践形态层面上，从本质来说都是荒诞的，但从人类医学模式演进历史过程上看，巫医模式具有重要的历史地位和历史作用，这是不可否认的。

当然，远古时期的医学里也含有一些科学的内容，如使用自然界中的某些植物或矿物质进行催吐、止泻等治疗。早在7000年前，已有脑外科手术的雏形。考古学的相关证据：20世纪20年代，在非洲赞比亚发现的"带圆孔的古人类头骨"，不同于古代人、现代人，经推测，判定该头骨是五万年前尼安德特人的。更令人惊讶的是，它的头骨左边有一个类似子弹孔的平滑圆孔。有研究者在关于20世纪非洲和波利尼西亚头部穿孔手术的人类学报告中指出，在这些地方发现的头骨上钻孔，是为了治疗由颅骨创伤或神经系统疾病引起的疼痛。

2. 自然哲学医学模式 随着生产力水平的提高，人类与自然界分离，成为具有自我意识的自主体，对健康与疾病的认识也发生了改变。人类将健康、疾病与人类生活的自然和社会环境联系起来进行观察和思考，由此产生了朴素、辩证、整体的医学观念，这就是自然哲学医学模式，包括我国传统的中医学和古希腊医学。

我国传统医学常被认为是以儒家、道家的认识论和方法学为基础构筑起来的。最早的医学典籍《黄帝内经》的基本素材来源于我国古人对生命现象的长期观察、大量的临床实践及简单的解剖学知识，建立了"阴阳五行学说"，以及"七情""六淫"的病因学说。《黄帝内经》提出：人体的阴阳平衡时，机体处于健康状态，若阴阳平衡被打破或"七情"波动过于激烈或持久，机体就会出现疾病。

古希腊医生希波克拉底，作为西医鼻祖，深受著名的自然哲学家及名医阿尔克迈翁和恩培多克勒的影响。他在《人和自然》一书中提出，人体的黏液、血液、黑胆汁和黄胆汁与万物之源的水、火、土、气相对应，并指出人的健康、疾病与性格是4种体液混合比例变化的结果。希波克拉底还在《空气、水、地域》中指出，疾病或不健康状态是人与环境失衡的结果。他认为疾病的主要原因是包括气候、土壤和水在内的环境、生活方式及营养所导致的体液失衡，医生应该担负起维持机体自然本性的职责。此外，古希腊时期还形成了以泰勒斯为代表的米利都学派的医学体液学派，以及后来又发展为德谟克利特原子论和医学固体学派，初步建立了人体的躯体结构认识观。这些科学理论和思想成果，对于医学模式从神灵主义医学模式向自然哲学医学模式转变起了巨大的推动作用。

3. 机械论医学模式 14～16世纪的文艺复兴运动，是一场伟大的思想解放运动，即资产阶级反封建的新文化运动。文艺复兴运动带来了资本主义工业革命和商业繁荣，成就了一大批献身于科学事业的人。如比利时医生维萨留斯发表了《人体结构》，对盖伦的"三位一体"学说提出挑战；西班牙医生塞尔维特发现血液从右心室流向肺部，通过曲折路线到达左心室的小循环系统；英国解剖学家哈维通过大量的动物解剖实验，发表《心血运动论》等论著，系统阐释了心脏是血液运动的中心和动力的来

源，以及血液运动的规律和心脏的工作原理。

这一时期杰出的唯物主义哲学代表培根（英国自然科学家、哲学家）在其《新工具》一书中提出"用实验方法研究自然"。他认为，新时期的哲学应该是在科学观察和实验基础上进行归纳，观察和实验才是哲学研究的真正方法。培根研究解剖学与病理解剖学，将医学任务分为三方面：治疗疾病、保持健康、延长寿命。在实验思想的影响下，机械学和物理学得到了长足发展。法国学者笛卡尔将培根的思想发扬光大，提出"生物体只不过是精密的机器零件"。他与医生兼哲学家的拉美利特分别撰写了机械论医学模式的代表作《动物是机器》和《人是机器》。在《人是机器》论著中，将人体比作机器，疾病状态就是机器某部分出现故障失灵，进行适当的修补完善即可。这对于实验科学的发展具有极大的推动作用。如同时期的英国医生哈维发现了血液循环；19世纪中叶，德国植物学家施莱登与动物学家施旺，先后发现了植物细胞和动物细胞。这些成果的学术观点都是从机械论角度来解释生命活动，将保护健康理解为保护机器，局限的认知角度忽视了生物体复杂的生命过程及影响，将一切机体的复杂运动，甚至思维运动，都简单地归纳为机械运动，这显然是片面的，而且也会导致健康认识观发生错误。

机械论医学模式否定唯心主义的医学观，采用机械论唯物主义观点，运用机械运动的原理来解释一切生命活动和现象。将医学引向实验医学时代，对医学进步发挥了重要作用。有学者将机械论医学模式视为生物医学模式的初级阶段。

4. 生物医学模式 第一次工业革命开始于18世纪60年代，是从英国发起的技术革命，也是资本主义从工场手工业向机器大工业过渡的阶段。这次工业革命以机器取代人力，以大规模工厂化生产取代个体工场手工生产，既是一场生产与科技的革命，也是能源转换的革命，更是一场深刻的社会变革。与之相伴的是城市人口剧增和城市范围的扩大，引出了社会医疗卫生体系缺乏、工业污染、住房紧张及营养不良等社会问题，以及由此带来的一系列健康问题，尤其是传染性疾病，对社会各阶层均造成了极大的影响。如1871年阿尔伯特王子因伤寒不治身亡。此外，由于泰晤士河被污染，伦敦暴发了几次大规模的霍乱流行，第一次发生在1831年，造成6336人死亡；第二次是在1848—1849年间的霍乱流行，导致1473名居民死亡；第三次霍乱发生在1853—1854年，共有10 783人死亡。以霍乱、肺结核及伤寒等为代表的传染病给资本主义国家经济与城市发展带来巨大负面影响。在1854年8月，伦敦霍乱流行的24小时之内，只是苏荷区就有70位居民死亡，还有上百人生命垂危。没人敢继续在苏荷区生活，纷纷搬离。而此时，身为医生的约翰·斯诺却反其道而行之，前往霍乱最严重的地方去探个究竟。早在1846年，斯诺对伦敦宽街的霍乱传播源有了正确的猜测，而且自费出版了《论霍乱的传播模式》的小册子。在这本小册子里，斯诺提出霍乱是一种由毒素引起的传染病，虽然斯诺的超前看法在当时的英国没人相信，直到1884年，德国科学家罗伯特·科赫从粪便中分离出了霍乱弧菌，证实了斯诺的观点。

人眼只能观察到一定体积的物体，对于霍乱弧菌等微小的物体，是无法感知它们的存在的。但是法国科学家路易·巴斯德让人类看清了传染病微生物的真面目。他在里尔理学院任教期间，一位酿酒厂厂主请他解决葡萄酒变质问题。他经过上百次实验，创建了"巴氏灭菌法"。由此，引发了他对伤口化脓的思考。1859年，他设计了曲颈瓶实验，验证了微生物引起发酵的事实，从而将微生物和传染病联系在一起，提出"疾病细菌学说"，奠定了微生物学的基础。同一时期，罗伯特·科赫也将研究方向指向病原菌。1876年，罗伯特·科赫证实了炭疽杆菌是炭疽的病因，首次提出了每种疾病都有一定病原菌的理论，制定出科赫法则确认病原菌，纠正了当时医学界普遍认为所有细菌都是同种的观点，从而兴起了找寻最好的治疗，即在生物医学领域移除或控制那个病原菌。1880年，巴斯德发表了传染病预防接种法。1885年，他致力研究的狂犬病减毒活疫苗成功治愈了一名九岁的儿童。1905年，科赫因发现结核分枝杆菌和结核菌素而获得诺贝尔生理或医学奖。随着预防接种技术的推广，人类摆脱了多种传染病的困扰。

传染病与微生物的研究，使人们对生命、健康与疾病有了新认识：健康是宿主、环境和病原体三者之间的动态平衡，平衡一旦被打破，就会导致疾病的发生。这种健康模式被称为生物医学模式，即生态学模式，与以传染病为主的疾病谱模式吻合。人类在与微生物的斗争中，取得了一个又一个的重大胜利。到目前为止，已宣布世界范围内消灭了烈性传染病——天花，我国通过免疫接种有效控制了结核病、乙肝、白喉等传染病的发病。此外，抗生素及抗病毒药物的问世，有效解决了临床上的感染问题，在人类急慢性传染病和寄生虫病的防治中发挥了巨大作用。直到现在，生物医学模式还是大多数专科医生认识和处理医学问题的基本方法，是统治医学界的主要思维方式。但其片面性和局限性因人类疾病谱和死因谱的转变而显现出来，具体表现为仅从生物学的角度去研究人的疾病与健康状况，注重人的生物属性，忽视人的社会属性；在临床上也只注重人的生物技能，而不关注心理及社会因素对疾病的发生、发展和转归的作用；研究范围较多地局限于躯体的生物活动过程，行为和心理过程很少被注意到；思维固化为"躯体无病即为健康"。因此，生物医学模式无法解释由心理社会因素所引起的各种身心不适及生命质量降低等问题。

三、现代医学模式

（一）定义

现代医学模式指生物-心理-社会医学模式，是从生物、心理、社会几方面去观察、认识、分析和处理人类健康与疾病问题的医学观和方法论。该模式是美国罗彻斯特大学医学院的精神病学和内科学教授恩格尔（Engel.GL）在1977年提出的。其基本观点来源于WHO所倡导的"健康不仅是没有疾病和虚弱，而是身体、心理和社会适应的完好状态"。

恩格尔教授在《需要新的医学模式：对生物医学的挑战》论文中，批判了生物医学模式的局限，指出生物医学模式忽略了社会、心理因素对疾病的影响，无法解释所有的医学问题。为全面认识医学问题，理解疾病的决定因素，采取合理的治疗和卫生保健，恩格尔将患者、患者的生活环境、医生的作用及卫生保健制度均作为疾病的决定因素，提出健康或疾病是从原子、分子、细胞、组织、系统到人，再到家庭、社区、人类构成的社会系统。疾病与健康不再是心身二元论和还原论的线性因果模型，而是多元系统内与系统间高水平互为因果、协同制约的立体网络模型。恢复健康不是回到病前的状态，而是一种与病前不同的、新的协调状态。

（二）产生背景

1. 人类疾病谱与死因谱的改变　20世纪60年代，传染病在世界上大多数地方被有效控制，脊髓灰质炎（小儿麻痹症）与天花在很大程度上被消灭。这种情况极大地改变了人类疾病的类型，慢性非传染性疾病逐渐取代传染病，成为影响人类健康的主要威胁。肿瘤、心脏病及脑卒中等慢性病成为人类主要的致死性疾病。以肿瘤为例，早在古希腊和古罗马时期，医生们就已经非常熟悉这些癌性肿块了，但是其患病率低，这与当时人们的寿命有关。现在，由于人们寿命延长，肿瘤的患病率大大增加，但是目前尚未找到治愈癌症的最佳方法。关于心脏病，英国社会史学家罗伊·波特提到，在1892年心源性死亡是非常少见的，可随着人口老龄化的到来，冠心病已成为西方社会的主要死因。1970—1990年，美国的心脏病死亡率下降了50%，而且还在持续下降，这主要归因于生活方式的转变。

WHO发布的2021年《世界卫生统计》报告指出：艾滋病和肺结核已跌出2019年全球前10名死因。疟疾死亡率也大幅改善，与2015年相比，2019年疟疾死亡率降低18%，但全球非传染性疾病死亡人数占比从2000年的60.8%增加到2019年的73.6%，2000—2019年，全球各地区所有年龄段的糖尿病标准化死亡率增加了3%。癌症、心血管疾病、糖尿病和慢性呼吸系统疾病在2019年夺走了3320万人的生命，比2000年增加了28%。

始于工业化国家的慢性病转型，已扩散到全球范围，人们要求医生更加熟练地治疗包括非生物因素在内的各种因素所引起的健康问题，要将人作为一个整体来看待，将心理、社会因素的影响一并考虑。自1900年以来，疾病作为一个社会现象，必须从统计学、心理学、社会学甚至政治学角度去理解，如了解患者的收入、生活方式、饮食情况、教育与就业、家庭结构与习惯等。

2. 人们的健康需求不断提高　生产力发展所带来的社会进步与生活水平提高，使人们的健康观念立体化，对健康的需求也提高了，从疾病的防治、合理的营养、安全的职业环境、良好的心理状态、健康的生活方式到融洽的人际关系、健康的社会环境等。这些多样化的健康需求，带动了卫生服务在内容和形式上的变革，也催生了新的健康产业。以健康服务功能为主的医疗卫生、营养保健、健身休闲等健康产业，已成为21世纪引导社会进步与经济发展的重要产业。随着多学科的交叉融合，健康产业将进一步升级融合，必将实现跨界发展。《2021年中国消费者"全健康"需求洞察》一文中，艾瑞提出"企业需充分了解4个健康'策略人群'及其差异化的健康需求"。这些内容已超出传统生物医学范畴，成为推动医学模式变革的巨大力量。

3. 医学的社会化趋势　纵观人类发展的历史，可以看出医学的发展与社会的发展密切相关，如人类免疫缺陷病毒（HIV）/艾滋病的进程可反映疾病社会化的过程。人类在与HIV斗争的过程中，病毒以更微妙和难以预料的方式活动，再加上该疾病与特定的社会规范和生活方式相关，因此，这一因接触（性接触、血液接触、母婴接触）所导致的疾病，自首例艾滋病患者被发现以来，已超过40年，不但未得到有效控制，反而成为全球的一个重要的公共卫生问题。究其社会原因，是由于伴随社会生活的运行，艾滋病有巨大潜力在世界范围内改变规范、价值观、性行为和生活方式。因此，艾滋病由一种"普通的"传染病转变为一种对全球的个体、家庭、社区、卫生服务人员及卫生服务体系乃至社会都具有深远意义的致命性疾病。其已成为全球范围内首要的传染病死因。

（三）基本内涵

现代医学模式虽不同于生物医学模式，突出了心理、社会因素在疾病与健康的研究中应有的位置，但既未取代生物医学模式在医学中的作用，也未否定其重要作用，而是在原有模式的基础上有所创新和扩展。

现代医学模式更加肯定了生物因素在疾病与健康中的基础性和价值。大脑是心理活动的物质基础，将躯体活动与心理活动紧密联系起来，相互影响，相互作用。疾病既损害正常的生理过程，也会造成不良情绪，不良情绪又会反过来影响躯体的正常功能，严重的可导致疾病。因此，心理因素的作用是以生物因素为前提的。同样，社会因素对疾病与健康的影响也是以躯体、心理为基础，如社会因素对慢性病的影响，涉及个体的生活行为方式、文化素养、收入、社会职业等。由此可以看出，现代医学模式也肯定了社会与心理因素对疾病与健康的作用。

现代医学模式是立体探索人类疾病与健康的因果关系。它是将人类的疾病与健康问题放到社会环境中去理解，就个人而言，更多地关注人的行为特征和生活方式；就群体而言，更关注人与整个社会大系统的互动；就政府而言，必要时可考虑以举国体制来对个人和各层次的人群进行健康管理。这是与生物医学模式最本质的区别，也导致两种医学模式所产生的效果大不相同。

（四）现代医学模式的影响

1. 对临床工作的影响　在临床工作中分析疾病病因时，依据现代医学模式，不仅要分析患者的遗传、年龄等生物因素影响，还要考虑患者的社会背景和生活状态，承认疾病不单是一种生物现象，更是一种社会现象，然后再制定综合、有效的治疗方案。通过对患者生理、心理、社会状况的观察和分析，逐步摆脱"头痛医头，脚痛医脚"的片面医学思维方式。

2. 对预防工作的影响 预防工作就是"治未病"，这不仅涉及自然环境因素的水、空气、土壤、食物等对健康的影响，还涉及社会环境因素的经济收入、居住条件、营养状况与文化程度等的影响。此外，工作及生活压力、人际关系等也会对健康造成影响，从而确立高危人群、高危环境、高危因素。对高危人群、高危环境、高危因素的有效控制和管理，需要全社会多部门的共同参与、协调合作，不断促进人群健康水平提升。

3. 对卫生服务的影响 现代医学模式对现有卫生服务产生重大影响。第一，使卫生服务的范围从治疗扩大到预防，从防治分家到不断融合，可满足更多人群的健康需求。第二，使医疗服务从生理扩大到心理，在提供躯体照顾的同时，积极提供针对患者及普通人群的心理服务，开展心理疏导、心理护理、心理康复与心理重建工作，调节和平衡生活实践及工作紧张所带来的心理刺激。第三，使医疗范围从医院内走向医院外，走进社区、家庭，提供综合性的卫生服务，如涵盖预防、医疗、保健、康复、健康教育、计划生育"六位一体"的社区卫生服务。第四，使技术服务扩大到社会服务，从单一的医疗服务到心理、社会需求服务，医生不仅需要掌握医学知识，还需要具备人文学科知识，比如人际沟通，以及一定的科学研究和管理能力，能识别人群健康危险因素。

4. 对医学教育的影响 基于生物医学模式的传统医学教育，重点在认识生物体的结构、功能及机制的正常与否，忽视了心理、社会因素对健康的影响，呈现"闭锁性"的特点。但在现代医学模式的影响下，医学教育除了基础的医学学科教育以外，还必须拓展心理学、社会学、经济学、人文学等相关学科的教学，培养促进全体人民健康的医生，这也是《爱丁堡宣言》中明确指出的医学教育目的。

四、健康观概述

（一）对疾病与健康的认识

健康是一种社会现象，健康与疾病是相对的、共存的。每个人的一生都要经历无数个健康与疾病的转换过程，因为疾病本身就关系着健康的状态，而健康状态下也存在导致疾病的因素。疾病与健康是机体在特定时期内的两种状态，是动态变化的。

（二）疾病与健康的概念

1. 疾病的定义 依据《黄帝内经》的观点，疾病是人体的阴阳失调；德国的病理学家魏尔啸则认为疾病是特定细胞的损伤，一切疾病都是局部的；现代分子学的观点认为，疾病是源于基因的病变。1997年医学目的研究计划界定的疾病概念是身体上或精神上的不正常，偏离统计学意义上的标准，并引起病患或残疾，或增加提前死亡的机会。

2. 健康的定义 不同时期对健康有不同的描述。WHO在1947年提出并在1978年的《阿拉木图宣言》中重申的健康是指身体、心理和社会的完好状态，而不仅仅是没有疾病或虚弱。该定义肯定人的自然属性，同时也强调了人的社会属性，倡导生理健康、心理健康及良好的社会适应性，突破了以往的健康认识。

（三）健康观的内容

健康观与医学模式紧密相关，是建立在一定医学模式基础上的一种对疾病与健康本质的认识，且随医学模式的改变而变化。

随着人类疾病谱和死因谱的变化，慢性非传染性疾病和退行性疾病将越来越多，成为影响人类健康的主要疾病类型。这些疾病的病因多，病程长，因此防治难度大，仅依靠单纯的治疗来消除此类疾病使人群获得健康是不大可能的，必须从生物、心理、社会等多维度入手。在生物角度，主要是检查器官的功能和各项指标是否正常；在心理角度，主要是检查自我控制能力、能否正确对待外界影响及保持心态平衡；在社会角度，主要是通过个体的社会适应能力、良好的行为与生活习惯、人际关系及应付各种突发事件的能力来衡量人的健康状态。其更多或更主要地是依靠社会措施来预防疾病，降低和排除各种健康危险因素，达到个体的身心平衡。这是一种积极的健康观，有利于目前人群常见病与多发病的防治。

但是，还是有一部分个体理解的健康是"没有病"，他们认为不健康就是受到了某一确定因素（如病原微生物）的影响，只要消除此因素，机体就健康了，这是消极的健康观，是与生物医学模式相关的健康观。

知识拓展

大山深处的瑰宝

苗族是中国少数民族之一（中国境内有1100万人口），历史悠久，主要分布在贵州、湖南和云南等地。

苗族民间有"千年苗医，万年苗药"之说。在刘向（西汉）的《说苑辨物》中有这样的记载："吾闻古之医者曰苗父，苗父之为医者也。"范氏认为苗父就是黎、苗族的巫师（医），巫师治病主要是祈祷禁咒术，也逐渐用酒、草等药物。由此可见，苗族医药起源于远古。

在绚烂璀璨的苗族文化中，还包含了以简练实用、疗效确切、天然绿色和方法奇特而著称的医药文化，且在《神农本草经》里有100多种与苗药同名同义药物（《湘西苗药汇编》）。在明李时珍《本草纲目》里第一册记载15种苗药，第二册记载27种苗药。其中，菖蒲条引宋代苏颂的话："黔蜀蛮人常将随行，以治卒患心痛。其生蛮谷中尤佳。人家移植者也堪用，但干后辛香不及蛮人持来者，此皆医方所用菖蒲也。"在清吴其濬《植物名实图考》里也记载了不少苗药，如"白及根，苗妇取以浣衣，……白及为补肺要药"。苗族医药已成为我国民族医药中的一朵奇葩，被誉为"大山深处的瑰宝"。

苗族医药是具有独特理论框架的医学体系，包含了苗族的基本哲学观念与思维方式、民族习惯及特殊发现等，形成了指导苗药用药的理论纲要。如"两纲两病理论""苗医生成哲学""五基成物学说""三界九架理论""交环理论""四大筋脉理论""苗药质征理论"等，均是长期实践与经验积累的升华和无数医学发现的结晶。它与其他民族医药一样，有极其广泛的民众意识、突出的实践基础和地域特色，维持着苗族传统科学文化体系。随着社会的进步，逐渐形成并发展了内容丰富且独特的苗族医药学。

本章小结	教学课件

执考知识点总结

本章涉及的 2019 版及 2024 版公共卫生执业助理医师资格考试考点对比见表 2-1。

表 2-1　2019 版及 2024 版公共卫生执业助理医师资格考试考点对比

单元	细目	知识点	2024版	2019版
医学模式与健康观	医学模式	（1）现代医学模式的内容	√	√
		（2）医学模式的概念和演变	√	√
		（3）医学模式的影响	√	√
	健康观	（1）健康与疾病的相对观念	√	√
		（2）不同的健康观	√	√

拓展练习及参考答案

（王金勇　李丽娟）

第三章　社会因素与健康

学 习 目 标

素质目标： 引导学生树立社会大卫生观，学会以社会、宏观的思维方式探讨医学和健康问题。

知识目标： 掌握社会因素的概念、健康社会因素的概念与模型，以及社会因素影响健康的规律与特点。

能力目标： 能够正确认识社会因素影响健康的规律与特点，并就如何改善健康状况提出合理建议。

案例导入

【案例】

2020年，国家卫生健康委发布《中国居民营养与慢性病状况报告（2020年）》显示，中国成人超重肥胖率达50.7%，按照绝对人口数计算，中国已有6亿人超重或肥胖，人数在全球排名第一。研究预测，到2030年我国成人超重肥胖率可达65.3%，归因于超重肥胖的医疗费用支出，可达4180亿元，约占全国医疗费用总额的21.5%，未来中国居民因超重肥胖所造成经济负担将持续上升。

人群的超重肥胖既是社会发展带来的问题，也与人们的生活方式和行为密不可分。从人群层面来讲，不健康的生活方式对超重肥胖发生的影响是巨大的。一方面，我国居民膳食结构不合理，脂肪供能比持续增加，高油高糖等能量密度高、营养素密度低的食物摄入较多，蔬菜、水果、豆类及豆制品摄入不足，主食精细化等，导致个体能量摄入增加。另一方面，各个年龄人群的职业劳动程度普遍降低，出行越来越方便，电子产品普及导致了居民静态生活时间普遍增加，也导致了能量消耗的减少，能量摄入和能量支出的不平衡，是导致个体超重肥胖的直接原因。从社会层面讲，促进健康的食物供应系统和人们积极参与身体活动也十分重要。所以说，超重肥胖的防控是一项系统工程，需要政府、社会、个人和家庭的共同努力。

【问题】

结合案例，论述社会因素是如何影响健康的。

核心知识拆解

一、社会因素的概念

社会因素是指社会的各项构成要素，主要包括经济、环境、文化、人口和文明程度。也可将社会因素分成两个方面，即社会环境和自然环境。在社会医学领域，社会因素被视为社会致病因子或被称为社会基因。

二、社会因素影响健康的规律与特点

（一）非特异性和泛影响性

非特异性，即疾病作为一种社会现象，是由多种因素综合决定的，一种疾病很难用某种单一的特定社会因素来完全解释其病因。泛影响性，即作用的发散性，是指一种社会因素可导致全身多个器官及系统发生功能性变化。

（二）恒常性与累积性

社会因素总是相对稳定的，它对人类健康的影响是无形、缓慢而持久的。由于社会因素广泛存在于人们的现实生活中，加之人类具有强大的社会属性，社会因素产生持久的作用，这种广泛性和持久性即称为作用的恒常性。社会因素作用的累积性是指社会因素以一定的时序作用于人体，可形成应答累加、功能损害累加或健康效应累加。

（三）交互作用

各种社会因素对健康的影响不是平行的，而是互为条件的。交互作用常常体现为一种社会因素可以直接影响人群健康，也可以作为其他社会因素的中介或以其他社会因素为中介作用于健康。

三、健康社会决定因素的概念与模型

（一）健康社会决定因素的概念

WHO对健康社会决定因素（social determinants of health）的定义是目前最受认同的概念界定。健康社会决定因素是指在那些直接导致疾病的因素之外，由于人们的社会地位和所拥有资源所决定的生活和工作环境，以及其他对健康产生影响的因素，它们是导致疾病的"原因的原因（cause of cause）"，包括人们生活和工作的全部社会条件，如贫穷、社会排斥、居住条件等，被塔洛夫（Tarlov）称为"人们生活的社会环境特征"。它反映了人们在社会结构中的阶层、权力和财富的不同地位，也反映了健康公平和人权的价值取向。

（二）健康社会决定因素的模型

学者们对社会因素如何影响健康进行研究，并提出了一些理论模型。其中，达尔格伦（Dahlgren）

和怀特海德（Whitchead）在1991年建立的健康社会决定因素的分层模型（图3-1）被认为是一个经典模型。该模型由内向外分别代表影响个体健康的主要因素，以及这些因素背后的诱因。第一层代表不同基因的个体。第二层代表个体行为和生活方式可能对健康带来不同影响，如人们可以选择抽烟或者不抽烟。第三层代表社会和社区影响，社会支持可能对个体健康带来有利影响，也可能带来不利影响。第四层代表社会结构性因素，如住房、工作环境卫生、保健服务、水和卫生设施等。第五层代表宏观社会经济、文化和环境。处于内环的因素都受到外层因素的影响。

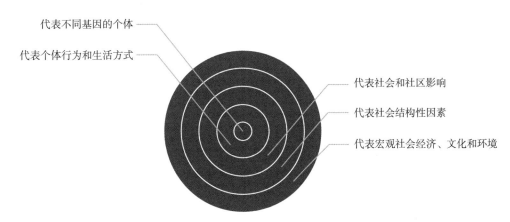

图3-1 健康社会决定因素的分层模型

四、健康社会决定因素的内容

（一）年龄、性别和遗传因素

年龄、性别和遗传因素对于个体健康状况具有重要影响。年龄是肿瘤等慢性病的高危因素之一，不同疾病对于不同年龄组人群的影响显而易见。男性和女性由于体质差异，在一些疾病上也呈现出不同的患病情况。基因遗传在很大程度上决定了个体会得哪些疾病，以及人群的整体健康状况。随着人类基因组项目的进展，将会越来越深入地了解到基因是如何影响人类健康的。但在造福人类健康的同时，其在临床应用中涉及的基因歧视等伦理风险也随之上升。

（二）个体生活方式

吸烟、酗酒、不良饮食、缺乏锻炼、高危性行为等个体不良生活方式会增加患病风险。有些生活方式是个体可以选择的，有些是由更深层次的社会结构决定的，个体不可以选择，如贫困人群的饮食结构。在当今经济全球化飞速发展的时代背景下，全球面临营养不良和营养过剩的双重负担。在非洲，营养不良的人口还有所增加。同时，超重和肥胖问题成为一种社会现象，发达国家的超重现象更为普遍。肥胖消耗了大量社会资源，在2000年有超过110亿美元的卫生保健费用支出与肥胖有关。

（三）社会支持网络

每个人从出生之后就处于各种社会关系网中。我国社会学家费孝通先生以"差序格局"对乡土中国的社会关系作出了形象的描述，每个人、每个家庭都以自己的地位作为中心，周围划出一个圈子，和别人的关系就像石子入水的水波纹一样，一圈圈推出去，越推越远，也越推越薄。圈子的大小由中心的势力大小而决定。这种社会关系对个体健康产生重要影响，特别是家庭作为与个人关系最为密切的首圈社会关系，对个人健康行为和健康结局意义重大。美国的一项研究显示，在控制了其他因素之后，单身男性死亡率比已婚男性高60%。对于结核病患者的调查显示，患者的家庭成员对其服药依从性具有显著影响。

个体从社会网络中获得的物质性和情感性帮助称为社会支持。社会支持一般可以分为3类：①工具性支持，指提供可见的帮助和行动。②评价性支持，指提供反馈和行动意见，供决策者参考。③信息性支持，指单纯提供信息。

社会资本（social capital）是另一个相关概念。按照科尔曼（Coleman）的界定，社会资本指个人所拥有的社会关系成为一种社会资源而被个体所用。个人的社会网络的范围、信任程度、互惠程度等是测量社会资本的维度。社会资本通过3种渠道影响个体健康：首先，社会资本影响个人获取健康信息和行为规范；其次，社会资本可以影响个人对卫生服务的利用；最后，社会资本通过情感支持，影响人的心理健康，并影响躯体健康。社会关系网络越庞大，人们从中获取的社会资本越多，从而更有可能获得身心健康。肯尼迪（Kennedy）和卡瓦奇（Kawachi）进行了一项研究，他们发现社会资本和收入差距存在线性关系，而社会资本与死亡率之间存在密切关系，因此，他们认为收入差距通过社会资本这一变量来影响健康。当人们感觉到自己与其他人是平等的时候，更有可能参与各项社会交往活动，社会交往对于消除社会隔离非常重要。人们在感受到社会隔离的状况下生存更容易危害健康。

（四）社会经济地位

在所有社会中都存在社会分层（social stratification），不同个体和群体处在不同的社会层级。社会经济地位（socioeconomic status）是个体或群体在社会中所处的位置，通常使用一系列的指标进行测量。美国社会学家邓肯（Duncan）提出用社会经济地位指数（socioeconomic index）来计算社会经济地位。通常会用收入、教育和职业3个指标来测量社会经济地位。

1. 收入 收入直接影响到人们的社会生活境况，对他们的健康造成影响。大量研究显示，收入与健康存在直接关系。美国的一项研究显示，美国白种人的收入水平与死亡率之间存在梯度关系，随着收入的上升，死亡率呈下降趋势。年收入最低的群体比年收入最高的群体的死亡率几乎要高出1倍。在联合国开发计划署（United Nations Development Programme，UNDP）发布的《人类发展报告》上，可以看到更多的不同国家之间收入与健康相关的证据。

2. 教育 受教育程度越高的人往往越容易获得健康，也更长寿，教育水平的提高有助于缩小健康水平的差异。在发展中国家，母亲的受教育程度与儿童健康状况有明显相关性，因此改善女性的教育状况，让她们获得更多的受教育机会是非常有意义的。

3. 职业 职业地位对健康产生影响。马蒙特（Marmot）曾经做了一项里程碑式的研究，他通过对于英国政府公务员的调查，对个人的职业状况与健康之间的关系进行了实证研究，发现不同职业阶层的公务员的死亡率具有差异，随着职务升高，死亡率呈下降趋势。

（五）其他社会结构因素

1. 工作环境 在很多发展中国家，雇佣关系没有合同保证，劳动者的合法权益缺乏保护。一旦经济局势发生变化，产业结构快速调整，失业率的增长和随之产生的雇佣关系的动荡会影响到大批普通劳动者的生存状况，给失业者及其家庭带来的不仅是物质资源的匮乏，同时也造成巨大的社会心理压力，影响到他们的健康状况。工作环境中存在的包括物理、化学、环境、生物和社会心理等因素在内的风险因素，都会对他们的健康产生影响。

2. 城市化 城市化给很多发展中国家带来了一系列的社会问题，影响到生活在其中的人群的健康，尤其是对弱势群体的健康状况带来消极影响。

3. **卫生保健服务**　提高卫生保健服务质量和可及性，对于提高健康水平具有直接影响，特别是对于尚未实现人人享有卫生保健的一些发展中国家，卫生保健体系仍然比较薄弱，不同阶层的医疗卫生服务供给、获得和使用上仍然有非常大的差距。享有卫生保健是每一个公民的权利，卫生保健应当是一个普及服务。目前，基层卫生人力资源不足和人才流失已影响到居民获取卫生保健服务。

（六）宏观社会经济、文化和环境

每个人都在特定的国家和民族的政治、经济和文化背景之下生活，个体的健康必然受到宏观社会因素的影响。

1. **政治**　政治因素能够影响一个国家的社会资源的分配，决定不同群体的权利、地位关系，对健康不公平状况产生重要影响。在不同的政治背景下，由于政府采取不同的政治取向，卫生政策也随之变化，影响了健康结果。健康社会决定因素的政策理念在英国得到执行的历史就是一个很好的例证。1980年《布莱克报告》在英国发表，该报告发现医疗保健服务的覆盖率提高并没有消除不同社会阶层之间的死亡率差异，并指出不同阶层的健康水平差异主要根源于社会不平等。《布莱克报告》还提出了一系列改进健康公平性的政策建议，但是当时的撒切尔政府对这份在国际社会引起广泛关注的报告无动于衷。直到1997年新工党取代保守党执政之后，健康不公平的话题才重新被提起，掀起了以《艾奇逊报告》为代表的一系列围绕健康社会决定因素的研究和政治改革举措，这使得英国在处理健康社会决定因素、减少健康不公平方面一直走在世界前列。

2. **文化、价值观与社会规范**　这三者都是在一个社会或群体的长期发展过程中逐渐形成的，是约定俗成的，对于人们行为产生潜在的影响。不同社会和群体具有不一样的文化、价值观和社会规范，对健康产生不一样的影响。

3. **环境**　全球气候变化对全球人口的健康带来了巨大挑战，这些健康风险包括温室效应、疾病传染模式的变化、食品和淡水供应的影响、生态系统的衰竭和物质生活资料的匮乏。气候变化能增加全球热浪、洪水、干旱等自然灾害的发生频率。气候变化对生活在热带和亚热带地区的人们的不利影响更为严重，非洲有11亿人口患有疟疾。全球变暖还将导致饮用水和食品短缺。此外，气候变化对健康的影响还有：由于洪水导致经水传播的传染病蔓延，高温天气导致老年人和儿童的死亡率上升。

知识拓展

坚持健康优先　建设健康中国

推进经济社会高质量发展，需要把增进人民健康福祉作为发展的根本目的之一，不断满足人民看病就医、追求健康幸福的基本需求；同时，人民群众拥有健康体魄，也为经济社会高质量发展提供强大生产力。从经济社会发展全局层面看，坚持健康优先发展、面向人民生命健康，应做到"三个优先一个持续"，即优先增加卫生健康领域投入支持力度、优先开展医药卫生科技重大技术攻关、优先培养培训医疗卫生人才，持续推进健康融入所有政策。政府投入及社会投入应进一步向医疗卫生行业、健康服务业倾斜，持续增加优质健康产品和健康服务供给。科技创新和人才培养坚持面向人民生命健康，加大卫生健康领域支持力度。全面推动工业、交通、教育等相关部门更加重视人民健康利益，健全健康优先的实施机制和保障机制。总之，坚持健康优先，就是要坚持人民至上，更加坚决、全面地保障人民的健康利益，维护好经济社会安全、稳定、发展大局。

资料来源：姚建红.坚持健康优先 建设健康中国.http://www.qstheory.cn/dukan/hqwg/2023-01/20/c_1129303296.htm.

本章小结

教学课件

执考知识点总结

本章涉及的2019版及2024版公共卫生执业助理医师资格考试考点对比见表3-1。

表3-1 2019版及2024版公共卫生执业助理医师资格考试考点对比

单元	细目	知识点	2024版	2019版
社会因素与健康	社会因素	（1）社会因素的概念	√	√
		（2）社会因素影响健康的规律与特点	√	√
		（3）健康社会决定因素的概念与模型	√	√

拓展练习及参考答案

（徐　璇　李丽娟）

第四章 经济因素与健康

素质目标：通过本章的学习，引导学生树立社会公共健康的责任感，使其认识到个体健康与整个社会经济发展密切相关，愿意为社会健康作出积极贡献。

知识目标：熟悉经济因素对健康的促进作用、经济因素对健康的负面影响；了解健康对社会经济的作用。

能力目标：能够正确分析经济因素与健康相关的实际问题，并就如何改善健康状况提出合理建议。

案例导入

【案例】

后疫情时代的健康观：全民健康与经济发展谁更重要？

21世纪经济报道记者施诗上海报道：生命健康是人类永恒的追求。生活在同一个地球村里，应如何共同防范健康风险？面对充满未知的明天，应如何健康地活着？牺牲经济、保全人民生命是否值得？一场突如其来的新冠疫情暴发引发了人们对健康的思考。

2021年11月5日，在第四届虹桥国际经济论坛"全民健康与经济社会和谐发展：新理念新动能"分论坛上，与会专家认为，新冠疫情的经验表明，各国人民应该携手共同面对挑战、构建人类命运健康共同体，因为促进全民健康对于全球经济社会和谐发展至关重要。

作为全球率先控制住新冠疫情的国家，2020年中国是全球主要经济体中唯一保持正增长的国家。

广州医科大学附属第一医院国家呼吸系统疾病临床医学研究中心主任、中国工程院院士、共和国勋章获得者钟南山表示，"十四五"规划纲要指出，要把保障人民健康放在优先发展的战略位置，坚持预防为主的方针，深入实施健康中国行动，完善国民健康促进政策，织牢国家公共卫生防护网，为人民提供全方位全生命期健康服务。这些措施的落实，使得中国不仅率先控制住了新冠疫情，而且率先恢复了经济正增长。

【问题】

根据以上材料，请回答经济和健康的相互作用。

核心知识拆解

一、经济发展和健康的内涵及衡量指标

（一）经济发展的内涵和衡量指标

1. 经济发展的内涵　不但包括经济规模的增长、经济结构的优化，还包含了政治文化的进步、自然生态平衡、卫生健康改善等体现质量效益改善的内容。

2. 经济发展的衡量指标

（1）国内生产总值（gross domestic product，GDP）：指一国（或地区）的经济在一定时期内（通常为1年），所生产出的全部最终产品和劳务以货币形式表现的价值总量。

（2）人均国内生产总值（per capita gross domestic product）：排除了人口数量的影响，便于不同国家和地区之间的比较。

（3）人类发展指数（human development index，HDI）：GDP仅仅反映经济增长的"量"变，HDI可以综合衡量和评价经济发展的水平和质量。人类发展指数树中，树叶的数量代表教育指数，树叶的颜色代表健康指数，树干的宽度代表人均国民总收入指数，树的高度代表人类发展指数。

（二）健康的衡量指标

1. 个体健康的衡量指标　一般常用生长发育和行为发展指标，也包括心理学指标和社会学指标。

2. 群体健康的衡量指标　出生率、死亡率、平均期望寿命、婴儿死亡率、健康期望寿命（healthy life expectancy，HALE）、潜在减寿人年数（potential years of life lost，PYLL）、伤残调整生命年（disability adjust life year，DALY）。

二、经济因素对健康的促进作用

经济发展通过多渠道综合作用，促进了国民健康的改善。社会经济的进步为个体提供了充足的食物和营养，创造了良好的劳动与生活条件。社会经济水平的提高和社会财富的积累有利于促进社会保障和法律体系的完善与科教文卫事业的发展，增加人们改善生活质量的机会。经济的发展还有助于增加对健康的投资，推动医疗卫生事业的蓬勃发展，提升人们对卫生服务的需求。经济发展促进健康水平提高，表现在以下几个方面。

（一）经济发展提高了居民物质生活水平

随着经济的不断发展，人们获得了基本的衣食住行条件，享有充足的食物和安全的饮用水。这促进了人类物质生活和劳动条件的改善，为居民健康状况和生活质量的提高创造了有利条件。

（二）经济发展有利于增加健康投资

国家建立全民健康保障制度、医学技术的不断进步，以及社会经济水平和社会财富的大量增长，有助于完善社会保障体系，推动社会科学教育等系统的快速发展，增加卫生系统的投入。而卫生事业的发展和医学科学技术的进步，则为预防、控制和消灭某些疾病创造了更好的物质条件。

（三）经济发展通过对教育的影响间接影响人群健康

受教育水平的高低直接影响人群接受卫生保健知识和进行自我保健活动的能力。随着受教育时间的延长和受教育程度的提高，个体的思维和行为更趋向于理性，能够更好地理解日常行为和生活习惯对维持健康的重要影响。因此，受过更长时间和更高程度教育的个体更倾向于远离吸烟、酗酒、吸毒等不良行为，自觉通过合理膳食和运动锻炼来获得良好的健康状态。相关研究表明，对中国老年人而言，健康行为的改善和社会经济条件的提高在解释教育对健康的正面影响中发挥了重要作用。因此，经济的发展通过教育间接影响了人们的健康水平。

三、经济因素对健康的负面影响

经济发展在改善人们的生活环境、劳动条件、社会保障，促进人类健康水平提高的同时，也带来了一些新的健康问题，主要表现在以下几个方面。

（一）环境污染和生态破坏

现代工业经济以能源消耗为基础，在制造社会财富的同时，对自然生态环境造成巨大破坏。工业化产生的大量废水、废气、废渣无序地排放到自然环境中，使生态环境遭到严重污染和破坏，如水土流失、土地沙漠化、二氧化碳排放过多、全球气候变暖、温室效应等。各种化学合成产品和各种有毒有害的物质与人群接触机会增加，对人类健康产生了多种急、慢性危害，如致癌作用、遗传毒性、生殖毒性和发育毒性。近年我国部分地区雾霾问题导致当地居民呼吸系统疾病和心脑血管疾病显著增加，其中大气中可吸入颗粒物含量超标是主要原因。

（二）生活方式改变

随着社会经济的发展和物质生活条件的改善，人们的生活方式发生了显著变化。饮食结构逐渐从粮谷类为主转变为以肉及肉制品为主，营养不良问题转变为对肥胖的担忧。吸烟、酗酒、吸毒、不安全性行为等不良生活方式给人群健康带来的负面影响日益凸显，成为引起人类疾病和死亡的主要原因。

（三）现代社会病的产生

现代科学技术的高速发展和电子产品的广泛应用，提高了人们工作、生活的便捷和舒适程度，以富裕病、文明病（空调综合征、电脑综合征、网络成瘾、手机依赖等）为特征的现代社会病逐渐成为威胁人类健康的新问题。

（四）心理健康问题的凸显

随着生活节奏的不断加快，社会竞争日趋激烈，人们面临比以往更多的工作、生活压力，心理紧张程度不断增大，长期处于这样的社会环境中的人们，更容易出现情绪消极、焦虑、恐惧、人格障碍、变态心理等不良的心理精神问题。据WHO统计，全球约有3.5亿抑郁症患者，全球抑郁症发生率约为3.1%，在发达国家接近6%。

（五）负性社会事件的增多

经济发展促进人们生活水平的提高，家庭及社会的车辆保有量大幅提升，大大改善了人们的出行状况，但也造成日益严重的交通拥堵现状，使交通事故的发生率不断上升，造成的寿命损失在我国甚至高于心脏病、高血压和恶性肿瘤；经济发展不平衡、贫富差距增大等加剧社会矛盾，引发暴力犯罪事件增多；家庭关系紧张、教育功能失调增加了家庭暴力、青少年犯罪等事件的发生，对健康产生间接影响。

（六）社会人口特征的剧烈变化

各国进入老龄化时代，呈现低出生率、低死亡率、低增长率的"三低"模式，人口特征的变化带来了人类疾病谱的改变，疾病预防保健工作重点转移等新问题，对社会卫生服务能力提出了新的挑战。

人口流动成为现阶段我国经济、社会、人口转型过程中的突出特征。大批的农村剩余劳动力涌入城市，不仅加大了城市生活设施、卫生保健、治安管理、资源环境的负担，而且也带来了新的健康问题。

四、健康对社会经济的作用

（一）劳动力水平提高促进经济发展

人群健康水平提高，则平均寿命延长，从而使人们的劳动时间延长，能够创造更多的财富，进而促进经济的发展。

（二）智力水平提高促进经济发展

在科技高度发达的今天，智力水平对生产力水平的提高、社会经济发展的影响比历史上任何时候都更加突出，如机械化、自动化的实现显著提高了劳动生产效率。

（三）减少资源消耗

人群健康水平的提高可以节省大量的卫生资源。从2010年起，在30年内，如果每年能使我国的心血管疾病死亡率降低1%，其总体净经济效益相当于2010年中国实际GDP的68%。

知识拓展

统筹疫情防控和经济社会发展的中国答卷

新冠疫情是人类历史上极为罕见的全球性大流行病，也是二战以来最严重的全球性公共卫生危机，给世界各国人民的生命安全和身体健康带来严重威胁，对全球经济的打击甚至超过2008年国际金融危机。

面对严峻复杂的形势，以习近平同志为核心的党中央始终坚持人民至上、生命至上，紧紧抓住主要矛盾和矛盾的主要方面，坚决打赢疫情防控人民战争、总体战、阻击战，最大限度保护了人民生命安全和身体健康，统筹疫情防控和经济社会发展取得世界上最好的成果。党领导人民三年抗疫的伟大实践，充分展现了中国共产党领导和中国特色社会主义制度的显著优势，充分展现了中国人民和中华民族的伟大精神力量，充分展现了中国负责任大国的自觉担当。

在三年多的抗疫实践中，中国人民和中华民族以敢于斗争、敢于胜利的大无畏气概，铸就了生命至上、举国同心、舍生忘死、尊重科学、命运与共的伟大抗疫精神。在以习近平同志为核心的党中央坚强领导下，在习近平新时代中国特色社会主义思想科学指引下，我们一定能战胜前进道路上的一切艰难险阻，如期实现全面建成社会主义现代化强国的第二个百年奋斗目标。

资料来源：中国国际发展知识中心.统筹疫情防控和经济社会发展的中国答卷（人民要论）——党领导人民三年抗疫的伟大实践和启示.http://theory.people.com.cn/n1/2023/0216/c40531-32624801.html。

本章小结

教学课件

执考知识点总结

本章涉及的2019版及2024版公共卫生执业助理医师资格考试考点对比见表4-1。

表4-1 2019版及2024版公共卫生执业助理医师资格考试考点对比

单元	细目	知识点	2024版	2019版
社会因素与健康	经济因素与健康	（1）经济因素对健康的促进作用	√	√
		（2）经济因素对健康的负面影响	√	√
		（3）健康对社会经济的作用	√	√

拓展练习及参考答案

（徐 璇 李丽娟）

第五章　文化、人口因素与健康

学习目标

素质目标： 从医学问题社会化的背景出发培养学生从社会的角度思考医学问题。

知识目标： 掌握文化的概念与特征，不同文化类型对健康的影响，教育、科技、风俗习惯对健康的影响；熟悉人口、家庭、社会阶层与健康的关系。

能力目标： 培养分析社会文化因素对健康的作用特点及机制的能力。

案例导入

【案例】

端午节是我国非常古老的传统节日，传承到现在的风俗习惯也很多。除了吃粽子之外，还有泡温泉、挂艾叶、戴香囊、喝大蒜水、吃五红、露水擦眼睛、滚鸡蛋等习俗。在端午节的习俗中，门口悬挂艾叶是一种常见的习俗，据说能够驱赶邪气，还能够驱赶蚊虫。端午节用艾叶煮水洗澡还能起到祛湿效果，预防湿疹。端午节佩戴中药香囊，在香囊里面放一些中草药，一般用的是艾叶、藿香、薄荷叶等，能够预防蚊虫叮咬，减少夏季传染病，达到祛病的效果。五红指的是烤鸭、黄鳝、苋菜、鸭蛋和龙虾，在端午节的传统习俗里面，吃五红能够起到防病驱虫的效果。还有的地方用稀释好的雄黄酒来擦身体，把雄黄酒抹在孩子额头、手脚心、耳朵和鼻子的位置，能够起到驱虫、治疗疮毒的作用。

【问题】

除了端午节，想想还有哪些风俗习惯影响着我们的健康？

核心知识拆解

第一节　文化因素与健康

一、文化的概念、构成及特征

（一）文化的概念

文化（culture）是有结构的一种人类社会现象，涉及物质、制度、观念等方面。

1. 广义的文化 指人类在其生产和生活活动中所创造的一切社会物质财富和精神财富的总和。

2. 狭义的文化 特指精神文化，指人类一切精神财富的总和，包括思想意识、宗教信仰、文学艺术、道德规范、法律、习俗、教育、科学技术和知识等。

本章主要从狭义的文化概念出发，研究文化对健康的影响。

（二）文化的构成

1. 认知成分 知识、信仰。

2. 规范成分 价值观、社会规范。

3. 符号成分 文字、数字。

（三）文化的特征

1. 文化的共有性 文化是一种共有的概念、价值观和行为准则，它是个体行为能力为集体所接受的共同标准。文化与社会密切相关，但同一社会内部，文化也具有不一致性，如不同年龄、民族、职业、阶层、地区等之间也存在亚文化的差异。

2. 文化的习得性 文化不是通过遗传而天生具有的，是后天习得的。许多生理的满足方式是由文化决定的，如不同种族、不同历史阶段，有着不同婚俗文化和饮食文化。

3. 文化的象征性 表现为语言文字，但也包含其他表现形式，如图像（图腾、旗帜）、肢体动作（握手、吐舌）、行为解读（赠送礼物）等。整个文化体系是透过庞大无比的象征体系深植在人类的思维中，人们透过这套象征符号体系理解和解读呈现在眼前的种种事物。

二、文化影响健康的模式及特点

（一）文化影响健康的模式

1. 文化可分为智能文化、规范文化和思想文化3种类型。

2. 不同类型的文化，通过不同的途径影响人群健康（图5-1）。

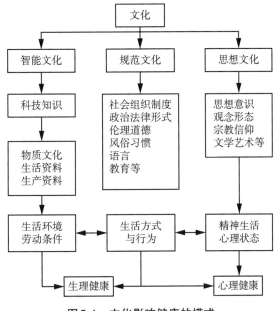

图5-1 文化影响健康的模式

（1）智能文化：包括科学技术、生产生活知识等，主要通过影响生活环境和劳动条件作用于人群健康。

（2）规范文化：包括社会制度、教育、法律、风俗习惯、伦理道德等，主要通过支配行为生活方式来影响人群健康。

（3）思想文化：包括文学艺术、宗教信仰、思想意识等，主要通过影响心理过程和精神生活作用于人群健康。

（二）文化影响健康的特点

1. 无形性　文化所包含的价值观念、理想信念、行为准则、思维方式、生活习惯等是以群体心理定势及氛围存在的，对人们的行为产生潜移默化的影响。这种影响和作用无法度量，具有无形性，却每时每刻都在发挥作用。文化对健康的促进体现在引导人们形成健康的行为生活方式，改善健康状况，提高生命质量。

2. 本源性　几乎所有健康问题都有其文化根源，文化因素中的价值取向和健康取向在影响着人们的健康观和行为生活方式的过程中，对健康产生本源性影响。

3. 软约束性　文化利用人们约定俗成的价值观念、行为规范来统一人们的行为，用一种强大的、无形的群体意识教化人们。人们认同这种价值观后，就会自然而然地将其变为自己的价值准则和行为规范。文化不是通过硬性的强制条文或规定实现对健康的影响，而是促使人们形成思维定式，自发地通过行动加以实现。

4. 稳定性　文化对人们健康观的影响在一代又一代人的认同基础上逐渐沉淀，并通过这种深层次的感知认同一代一代向下传递，具有相对稳定性，不容易改变。每种文化在发展过程中都有惯性作用，文化积淀越深，稳定性越强。

5. 民族性　在评估文化因素对健康的影响过程中，要充分考虑文化的地区、民族差异。当个体从一个环境到另一个环境时，由于沟通障碍、日常行为活动改变，以及风俗习惯、态度、信仰的差异，可出现文化休克，会引起生理和心理方面的变化，对健康产生不良影响。

三、文化对健康的影响

（一）教育对健康的影响

1. 教育对健康影响的背景　在一些落后地区的家庭主妇中，文盲者患营养不良的比例高达94%，而中学文化程度者患营养不良的比例仅为9%。一项研究显示，结核病患病及死亡者中，文化水平低者比文化水平高者高10倍，体力劳动者比脑力劳动者高3～4倍。在世界范围内，女性所受的教育是降低母婴死亡率的最强的决定因素之一，同时也是控制生育率和患病率，提高儿童、成人家庭健康与营养状况的关键。

2. 教育影响健康的途径

（1）教育影响人们对生活方式的选择：生活方式指一个人在早期社会活动道路上所形成和固定下来的行为模式，有学习生活方式、交往生活方式、闲暇生活方式、消费生活方式和家庭生活方式等。教育能拓宽人的眼界，改变人的心态和行为，从而不断调整自己的行为生活方式，成为健康人。

（2）教育影响人们对卫生服务的利用：实现卫生服务利用，需要能否转化为需求，个体自身的健康保健意识非常重要。一般情况下，当教育程度较高的个体接收到有益的卫生服务信息，意识到自身患病并需要卫生服务的时候，往往会积极主动地去寻求医疗卫生服务，最终可以达到提高自身健康水平的目的。

（3）教育影响人们的就业机会及收入：个体受教育程度越高，其工作的能力越强，获得的就业机会和劳动收入也越多，利用社会资源的能力也越强。2000年美国人口普查局在对教育程度与收入情况经过统计后得出：一个没有高中毕业的人，其一生的收入约为100万美元，高中毕业生一生的收入约为120万美元，大专毕业生一生的收入约为160万美元，大学毕业生一生的收入约为210万美元，硕士毕业生一生的收入约为250万美元，博士毕业生一生的收入约为340万美元。2008年，美国失业率统计显示，高中学历以下者为9%，高中学历者为5.7%，大专学历者为3.7%，大学学历者为2.8%，硕士学历者为2.4%，博士学历者为2%。

（二）科技对健康的影响

科学技术包含科学和技术两个概念。科学（science）是人类在长期认识和改造世界的过程中所积累起来的认识世界事物的知识体系。技术（technology）是人类根据生产实践经验和应用科学原理而发展成的各种工艺操作方法和技能，以及物化的各种生产手段和物质装备。科学技术是第一生产力。科技对健康的影响包括正向作用和负向作用两个方面。

1. 正向作用 随着科学技术的发展，特别是医学科学与技术的进步，人类对疾病的认识和诊疗技术有了很大的改善，应用、推广最新的医疗技术、设备、药品和材料，使患者直接受益。

（1）诊疗技术：高科技医疗仪器设备的出现为诊疗疾病提供了有效手段，如各种放射、造影、磁共振为诊断提供了清晰可靠的影像资料，提高对疑难疾病的诊疗水平。正在兴起和发展的生命科学技术（如基因工程、生殖工程）和纳米技术等在医学中的应用，必将对疾病的早预防、早发现、早诊断、早治疗、早康复和提高生命质量起到不可估量的作用。

（2）信息高速公路：医疗卫生信息高速公路是信息高速公路在医疗卫生领域提供服务的总和。互联网对医疗卫生事业的发展影响可概括为4C、3P、1S。4C是内容（content）、连接（connection）、商务（commerce）、医疗保健（care）；3P是患者（patient）、提供者（provider）、支付方（payer）；1S是医药和器械、设备供应商（supplier）。通过互联网，医生可以了解最新的医药发展动态；患者可以了解有关的疾病信息、购买非处方药；基层医院可以通过互联网邀请上级医院的专家对患者进行会诊；医疗机构之间实现实时的数据图像交互和信息共享；借助可穿戴医疗设备，患者在家就能得到实时健康监测和预警。

2. 负向作用 科学技术是一把双刃剑，它在促进人类健康发展的同时，也存在着许多负面影响。

（1）高科技在诊疗中的应用，物化了医患之间的关系，增加了医患双方对技术和机器的依赖。这很容易终结过去人和人之间亲密的交流、倾诉和倾听，医生与患者之间为获取诊断信息的交流大大减少，医生和患者也由"相识者"变成"陌生人"，导致出现高技术、低感情的现象。

（2）高技术的应用提高了收费标准，也提升了患者对疾病治愈的期望值。然而，在整个医学发展的过程中，许多复杂性疾病（如肿瘤）的治疗方法尽管有了很大进步，但仍滞后于诊断技术的发展。因此，对于大多数慢性复杂性疾病，诊断中新技术的应用带来了高收费，但最终并不能有效解决疾病治愈的问题。这是医学发展面临的一个非常现实的问题。但遗憾的是，对这种诊断和治疗发展的不同步，医院、医生及医学科普界都没有对患者进行过很好的解释。

（3）高新技术的应用，容易造成或被认为是过度诊疗。有了高新技术能力和多种选择，人们必然会有使用这些手段的倾向。这样做有时可以给患者带来实际的益处，有时则不然，尤其当权衡患者的经济条件时。这是在研究今天的医患关系时必须正视的一个客观存在的现实。

此外，人们在利用科学技术的过程中，对自然环境的干预使得生活环境失衡，产生新的有害因素，威胁人类健康。

（三）风俗习惯对健康的影响

1. 民族习俗与健康 不同民族人群有着不同的身体特质和生活习惯，疾病在各民族的分布差异一部分是由身体特质决定的，但生活习惯对健康亦产生很大的影响。一些风俗习惯对于健康是有益的，例如，端午节民间有挂艾叶、戴香囊以辟邪、驱瘴、除病的习俗。但也有一些不良的风俗习惯会导致不良的行为，直接危害人群的健康。例如，巴布亚新几内亚东部高地的土著居民曾盛行一种食人尸的习俗，家庭主妇会取出死者大脑，与家人共食，从而导致一种以小脑病变为特征的中枢神经系统疾病——库鲁病（Kuru disease）的流行。

2. 地区习俗与健康 各个国家和地区都有固有的风俗习惯，从而对人群健康产生不同的影响。例如，我国人民有饮用开水的习惯，降低了由于饮用水不卫生可能带来的健康危害；西方的分餐进食方式，减少了用餐者之间交叉感染的风险；日本人素有冒死食河豚的习俗，致使每年都有食客死于河豚中毒；我国广东、福建一带居民有食生鱼或半生鱼的习惯，造成该地区华支睾吸虫病发病率较高；东海沿岸居民生食鲜嫩毛蚶的习惯曾导致甲型肝炎暴发流行；某些地区食管癌高发与当地居民喜吃亚硝胺含量较高的腌渍酸菜饮食习惯有关。在非洲许多地区，流行女童割礼（割除阴蒂、阴蒂包皮及阴唇）习俗。女童不仅承受巨大的疼痛和出血风险，割礼后继发破伤风、闭尿症、阴道溃烂的比例也很高；结婚后还会增加分娩并发症和新生儿死亡的风险。相反，以色列人实行男婴割礼（包皮环切术），使得犹太民族的阴茎癌发病率全世界最低。探讨风俗习惯与健康的关系，旨在帮助人们认清良莠，进而采取法律、行政和教育等综合措施，促使人们自觉地移风易俗，维护和促进健康。

（四）其他文化现象对健康的影响

1. 宗教对健康的影响

（1）宗教的发展推动了医学的发展：宗教的传播与发展在某种程度上促进了医学的发展。例如、自东汉以来，我国佛学界翻译和编著的佛教著作中专论医理或涉及医理的经书有400多部；佛教文化在一定程度上从医德和心理治疗两个方面推动医学的发展。

（2）宗教的精神力量：宗教信仰常常使人对自己难以解决或难以回答的问题设定归宿。宗教信徒把自己的人生曲折或难题归于天命、上帝，从而达到心理平衡。当人们在生活中遇到难题或不幸时，宗教能给人以精神寄托，使精神压力得以缓解。从健康的角度讲这是有利的。

（3）宗教对行为的影响：宗教对行为的影响是通过教规、教令和教徒的信仰来实现的。教规是教徒的行为规范和行动导向，具有明显的强制性，教徒对教规的执行具有高度的自觉性。许多教规对人们的健康是有益的，例如，佛教的戒杀、戒淫、戒酒的戒条；道教"百八十戒"中关于社会公德、处世为人、爱护自然的价值观念和行为准则。但是，教徒的盲目信仰如被利用也会带来严重危害。某些邪教经常披着宗教的外衣，利用教徒信众的虔诚，做伤害信徒身心健康和破坏社会安定的祸事。

2. 道德与健康 道德是指正确处理人与人之间关系的行为规范或准则，它用善恶荣辱等观念评价人们的行为，调整人与人之间的关系。WHO认为，健康不仅涉及人的体能方面也涉及人的精神方面。而精神健康的一个重要体现是道德健康，包括健康者不以损害他人的利益来满足自己的需要，具有辨别真与伪、善与恶、美与丑、荣与辱等是非观念，能按社会行为的规范准则来约束自己及支配自己的思想行为。不良的社会道德和观念可带来某些社会病态现象和健康问题。

道德是通过调节个体的人际活动和情绪变化而影响人身心健康的。道德调整和规范人与人之间的交往，决定了人际关系和谐与否。良好的人际关系使人心情舒畅、生活愉快，有利于身心健康，即"善者康""德者寿"。相反，人际关系失调使人容易出现生气、愤怒、激动、焦虑、紧张等负面情绪，使机体进入应激状态，引起神经系统、内分泌系统的功能失调，影响免疫、循环、消化等系统的正常功能，导致出现一系列身心症状。

因此，人要进行自我完善，就要认识并思考社会运行、人际交往的客观规律和社会规范，懂得做人的准则和道理，提高识别善恶和协调人际冲突的能力，形成与人为善、自律负责的德性品质。

第二节　人口、家庭和社会阶层与健康

一、人口与健康

（一）人口数量与健康

1. 世界人口总数，2011年为70亿，2015年大于72亿，预计2050年将大于90亿。
2. 人口增长过快是当前世界各国特别是发展中国家面临的一个紧迫问题。
3. 人口负增长导致的人口短缺则是西方部分发达国家面临的问题。
4. 我国是人口大国，曾经施行的计划生育政策，使人口得到有效控制，健康状况得到显著提高，但老年人口比例上升迅猛，社会抚养负担加重。2021年5月31日，中共中央政治局召开会议实施一对夫妻可以生育3个子女政策及配套支持措施。2021年8月20日，全国人大常委会会议表决通过了关于修改《中华人民共和国人口与计划生育法》的决定，修改后的《中华人民共和国人口与计划生育法》规定，国家提倡适龄婚育、优生优育，一对夫妻可以生育3个子女。2022年3月，国务院设立3岁以下婴幼儿照护个人所得税专项附加扣除。

（二）人口结构与健康

1. 人口年龄结构与健康　人口年龄结构指一定时期内各年龄组人口在全体人口中的比重。它不仅对未来人口发展的类型、速度和趋势有重大影响，而且对今后的社会经济发展也将产生一定的作用。

联合国规定，年龄大于等于60岁人口比例超过10%或大于等于65岁人口比例超过7%为老年型社会。根据联合国的数据，世界老龄人口占总人口的比重从1995年的6.6%上升至2020年的9.3%。我国1953年和1964年第一、第二次人口普查时，人口年龄结构基本属于年轻型，进入20世纪70年代以后，尤其是大力推行计划生育政策后，伴随人口出生率和总和生育率急剧下降，儿童人口比重下降，老年人口比重升高，使人口年龄结构类型的转变加快。到1982年第三次人口普查，人口年龄结构已初步进入成年型，到1990年的第四次人口普查，人口年龄结构已变为典型的成年型。此后，人口年龄结构继续老化，特别是进入20世纪90年代后，人口老龄化进程加快，人口年龄结构开始向老年型转变。到2000年第五次人口普查，我国60岁及以上人口占总人口的10.5%，表明我国已经进入老年型社会。到2020年第七次人口普查，我国60岁及以上人口占总人口的18.70%，其中65岁及以上人口占总人口的13.50%。据预测，到2049年，我国60岁及以上老年人口将占总人口的31%。

人口老龄化带来了诸多新的健康问题。一方面医疗服务的局限性和费用昂贵，在解决大量老年人特殊医疗保健需求方面力不从心；另一方面，老年人患病率高，卫生资源消耗量大，社会经济负担加重。

全球人口年龄结构变化的另一趋势是儿童占总人口比重越来越低。根据人口普查数据，我国儿童（0～14岁）人口比例，1982年第三次人口普查为33.6%，1990年第四次人口普查为27.6%，2000年第五次人口普查为22.9%，2010年第六次人口普查为16.6%，2020年第七次人口普查为17.95%。0～14岁儿童人口比重较低，将来可能出现劳动力的短缺，将直接影响人群的健康水平和社会经济的发展。

2. 人口性别结构与健康　合理的性别结构是提高健康水平的重要因素之一。一般性别比例为103～107。我国总人口性别比例从2000年第五次全国人口普查的106.74下降为2020年第七次全国人口普查的105.07，与2010年第六次全国人口普查时的105.2相比基本持平，略有降低。从出生人口看，出生人口性别比2020年为111.3，较2010年降低了6.8，逐渐趋向正常水平。性别比例平衡是社会安定的基础因素之一，性别比例失调则是滋生社会问题的根源之一。首先，影响人口再生产，男性人口多于女性人口，最直接的影响就是造成婚烟上的挤压，从而使部分男性不能结婚。其次，影响社会稳定，由于男性人口多于女性人口而造成的婚烟挤压，引发买卖婚姻、童婚交换、拐卖妇女现象，带来性行为的错乱、婚外恋、家庭破坏等，造成社会伦理道德水准下降，家庭和社会不稳定。此外，由于农村性别比高于城镇，不利于劳动力的有序转移，并且增加了农村社会养老保障体制建设的难度，从而影响生活和健康。

（三）人口素质与健康

人口素质是身体素质、文化素质和思想道德素质的综合体现。人口素质的提高对健康具有促进效应，公民素质始终是综合国力和国际竞争力的核心组成部分。

人的先天素质是遗传的，与社会优生优育政策和措施有关；后天素质与营养、教育、医疗条件等诸多因素有关。身体素质是人口素质提高的基础，表现为人群健康整体水平提高。文化素质是人口素质的重要基础，具有较高科学文化素质的人群对健康有着更深入的理解和重视，自我保健、家庭保健意识高，能够更自觉地选择健康的生活方式、杜绝不利于健康的行为生活方式，从而享有更高的健康水平。

我国居民文盲率，2000年为6.7%，2010年为4.1%；大专及以上文化程度，2000年每10万人口中有3611人，2010年有8930人。2020年第七次人口普查，全国人口中，拥有大学（指大专及以上）文化程度的人口为218 360 767人；拥有高中（含中专）文化程度的人口为213 005 258人；拥有初中文化程度的人口为487 163 489人；拥有小学文化程度的人口为349 658 828人（以上各种受教育程度的人包括各类学校的毕业生、肄业生和在校生）。与2010年第六次全国人口普查相比，每10万人中拥有大学文化程度的由8930人上升为15 467人；拥有高中文化程度的由14 032人上升为15 088人；拥有初中文化程度的由38 788人下降为34 507人；拥有小学文化程度的由26 779人下降为24 767人。与2010年第六次全国人口普查相比，全国人口中，15岁及以上人口的平均受教育年限由9.08年提高至9.91年，文盲率由4.08%下降为2.67%。

思想道德素质是我国全面建设小康社会不可缺少的因素。提高公民思想道德素质，有利于在全社会形成良好的互助合作网络，有利于保证健康教育工作在全社会的顺利开展，有利于提高全社会人群身心健康的整体水平。

（四）人口流动与健康

人口流动是指人口在地理空间位置上的变动和阶层职业上的变动。人口流动是任何社会都经常发生和普遍存在的一种社会现象。随着改革开放的深入，我国人口流动现象极为普遍，人口流动率更高。据2010年第六次全国人口普查，全国流动人口已达1.2亿。截至2020年第七次人口普查，该数值增长到3.76亿。

人口流动对居民健康造成的影响程度及性质取决于社会环境、自然条件及人口特点。人口流动可促进经济繁荣及社会发展，给居民健康带来有利影响。但是，人口流动会出现一些特殊的卫生问题，给医疗卫生工作提出了新的要求。人口流动会带来一系列健康问题，如住房拥挤、卫生条件差等，还对疾病监测、计划免疫、计划生育等卫生服务工作带来困难和压力。

在我国流动人口规模不断扩大的同时，流动人口的结构也发生了重大变化。最显著的结构变化之一就是流动人口的家庭化，即流动人口中儿童的比例越来越高，这些儿童的教育、营养和医疗卫生等各方面难以得到有效保障，严重影响了他们的生长发育和身心健康；流动老年人比例也在上升，根据2020年第七次全国人口普查数据估算，我国60岁以上流动老年人口数量已超千万，随着独生子女家庭的父母逐步进入老龄阶段，未来可能会有越来越多的父母跟随子女流动，由于年龄因素与环境的转换，以及户籍相关管理制度带来社会福利限制等问题，流动老年人可能会面临更多的健康和卫生服务利用问题。

二、家庭与健康

家庭作为将生物人转化为社会人的第一个社会基本单位，它的功能是不能被任何机构所代替的。家庭状况对人的健康影响至关重要。家庭结构的完整与否、家庭关系的和谐与否、家庭成员的健康状况、家庭的社会经济地位都对家庭中每个成员的身心健康起着重要的作用。

（一）家庭结构的概念

1. 家庭结构指具有血缘、姻缘及收养关系成员所组成生活单位的类型和状态。
2. 家庭结构既包括代际结构，也包括人口结构。
3. 家庭结构不是指家庭经济、职业、文化的构成，而是特指家庭成员的构成及其相互作用、相互影响的状态，以及由于家庭成员的不同配合和组织关系而形成的联系模式，包括物质和情感上的支持。

（二）家庭功能的概念

研究表明，许多疾病是渐进性的，是在不良的社会环境特别是充满矛盾的家庭生活中逐渐滋生起来的。一个幸福美满的家庭有利于每个家庭成员的身心健康，而一旦家庭出现问题、家庭功能失调将会损害家庭成员的健康。家庭的功能包括养育子女、生产和消费、休息和娱乐、赡养老人等。

社会医学工作者认为，不同的家庭生命周期与不同的保健问题相联系，因此把家庭生命周期划分为结婚无孩、生育、离巢、空巢、鳏寡5个阶段。

三、社会阶层与健康

社会阶层对于一个人的健康状况有着明显的影响。首先，社会经济地位的高低直接影响着一个人的生活条件。具有较高社会经济地位的人往往能够享受更好的医疗条件和健康资源，包括更好的医疗设施、更多的健康信息和更好的健康保险。相反，社会经济地位较低的人往往面临医疗资源匮乏的问题，难以得到及时有效的医疗救助，导致健康状况的恶化。此外，社会阶层也对个体的心理健康产生重要影响。社会经济地位低的人群可能更容易面临各种压力和负担，包括经济压力、社会压力和心理压力等。这些压力不仅会对身体健康产生影响，也会对心理健康造成负面影响，增加患抑郁症、焦虑症等心理疾病的风险。

然而，社会阶层对于健康的影响并非完全单向。相反，健康状态也会影响一个人的社会地位。一项研究发现，健康状况较好的人更容易受到社会的认可和尊重，从而更有可能获得更好的工作机会和社会资源，提升自身的社会地位。不仅如此，社会阶层对于个体行为习惯和生活方式的塑造也对健康产生影响。研究显示，不同社会阶层的人群对于饮食、运动、吸烟等行为的习惯存在差异。社会经济地位高的人往往更有经济和社会资源去获得健康的生活方式，如购买营养丰富的食物、参加健身活动等。而社会经济地位低的人则可能更容易受到环境和社会风险的影响，选择不健康的生活方式，如吸烟、酗酒等。

然而，社会阶层和健康之间的关系并非简单的因果关系，而是一个相互作用的过程。社会阶层既受到个体的生理和心理健康的影响，同时也会通过社会资源和机会的不平等来影响个体的健康状况。

因此，解决社会阶层与社会健康之间的关系问题需要多学科的合作和协同努力。政府应该加大对社会弱势群体的支持度，提供平等的医疗资源和健康保障。同时，教育和宣传也是非常重要的一环，通过改变社会观念和价值观，促进公众对于健康的认知和重视，提高整个社会的健康水平。

> **知识拓展**
>
> ### 张桂梅：点亮大山女孩梦想的"校长妈妈"
>
> 全国先进工作者、全国五一劳动奖章获得者、全国三八红旗手、中国十大女杰及全国优秀教师张桂梅，云南丽江华坪女子高级中学党委书记、校长。
>
> 扎根边疆教育一线多年，张桂梅曾目睹许多女孩因家庭贫困或性别歧视辍学，心底萌生了创办一所免费女子高中的梦想。2008年，在党和政府及社会各界帮助下，她推动创建了全国第一所专门供贫困家庭女孩免费读书的高中——云南丽江华坪女子高中。13年来，华坪女子高中已有1800多名学生考入大学。
>
> 张桂梅用爱心和智慧点亮了万千大山女孩的人生梦想，被学生们亲切地称为"张妈妈"。她十几年如一日，把所有精力都投在了学生身上。张桂梅节衣缩食，每天的生活费不超过3元，省下的每一分钱都用在学生身上，她先后捐出了40多万元，她的学生没有任何一个因贫穷而辍学。
>
> 张桂梅起草了一份《关于创办华坪县贫困女子高中的设想与计划》，在计划中，她要实现的最终目标是使华坪县今后的女性都沿着"高素质的女孩—高素质的母亲—高素质的下一代"良性循环。
>
> 资料来源：新华社.张桂梅：点亮大山女孩梦想的"校长妈妈".http://www.xinhuanet.com/politics/2021-06/20/c_1127580872.htm。

本章小结

教学课件

执考知识点总结

本章涉及的2019版及2024版公共卫生执业助理医师资格考试考点对比见表5-1。

表5-1　2019版及2024版公共卫生执业助理医师资格考试考点对比

单元	细目	知识点	2024版	2019版
社会因素与健康	文化因素与健康	（1）文化的概念与特征	√	√
		（2）不同文化类型对健康的影响	√	√
		（3）教育对健康的影响	√	√
		（4）科技对健康的影响	新增	—
		（5）风俗习惯对健康的影响	√	√
	人口、家庭、社会阶层与健康	（1）人口与健康的关系	√	√
		（2）家庭与健康的关系	√	√
		（3）社会阶层与健康的关系	√	√

拓展练习及参考答案

（罗赛美　王金勇）

第六章　心理行为因素与健康

案例导入

【案例】

患者，男性，18岁，高中毕业。因右下腹股沟处有一肿物突出，伴有下坠感及隐痛，于2020年3月2日门诊以"腹股沟斜疝"收入院。患者入院时一般情况好，饮食、睡眠正常，血压100/75mmHg。医生处理是行手术治疗为主。患者在面对该次压力事件时出现高度恐惧的情绪，表现为血压进一步升高到140/90mmHg，心跳加快，大汗、坐立不安，烦躁易怒，拒绝手术，要求出院。

【问题】

对这名18岁的患者，为何普通小手术变成了高威胁事件？

核心知识拆解

一、心理因素与健康

1989年WHO对健康作了新的定义，即"健康不仅是没有疾病，而且包括躯体健康、心理健康、社会适应良好和道德健康"。由此可知，健康不仅仅是躯体健康，还包括心理、社会适应、道德品质，其是相互依存、相互促进、有机结合的。当人体在这几个方面同时健全时，才算得上真正的健康。一般而言，心理健康是个体的心理活动处于正常状态下，即认知正常，情感协调，意志健全，个性完整和适应良好，能够充分发挥自身的最大潜能，以适应生活、学习、工作和社会环境的发展与变化的需要。

（一）人格与健康

1. 人格的概念　人格是个体在遗传素质的基础上，通过与后天环境的相互作用而形成的相对稳定、独特的心理行为模式。

因纽特人以渔猎为生，夏天在水上打鱼，冬天在冰上打猎。主食肉类，没有蔬菜。过着流浪生活，以帐篷遮风避雨。这个民族是以家庭为单元，男女平等，社会结构比较松散，除了家庭的约束外，很少有非常持久的、集中的政治和宗教活动。在这种生活环境下，父母对孩子的教养原则是能够适应独立生存的环境。男孩一般是由父亲在外面教打猎，女孩由母亲在家里教家务。儿女教育比较宽松、自由，一般不打骂孩子，鼓励孩子自理，使孩子逐渐形成了坚定、独立、冒险的人格特征。

特姆尼人生活在灌木丛生地带，以农业为主，种田为生，居住环境固定，一般会形成300～500人的村落，社会结构紧固，建立了比较完整的部落规则，在哺乳期内，父母对孩子都非常的疼爱，断奶之后孩子就要接受比较严格的管教。这种生活环境使孩子形成了依赖、服从、保守的人格特点。

2. 人格的分类　A型人格，争强好胜、敌意情绪、紧张急躁、神经紧绷；B型人格，随遇而安、与世无争、知足常乐、犹豫、少计划；C型人格，不善表达、忍气吞声、情绪压抑、爱生闷气；D型人格，消极忧伤、孤独压抑、担心、紧张、爱独处。

3. 人格与健康/疾病的关系　研究表明，具有A型人格的人容易得冠心病，特别是其中的敌意成分对健康尤为不利，敌意反映了与他人的对立情绪和行为方式，通常在孩提时代就已形成，起源于缺乏安全感。C型人格是一种与肿瘤发生有关的性格，表现为过分的顺从、忍让和自我克制，情绪压抑，爱生闷气。具有这种性格的人易患乳腺癌等。

（二）认知与健康

1. 认知的概念　认知指人们的认识活动或认识过程，包括信念、思维和想象等。人的一切生命活动受主体意识支配，无论是健康还是疾病。

2. 认知影响健康的途径　①价值观。②健康意识和健康信念。③个人控制信念。

（三）心理压力与健康

1. 心理压力的概念　心理压力指人们生活中的各种刺激事件和内在要求在心理上所构成的困惑与威胁，表现为心理紧张或不适。

2. 压力基本理论

（1）生物应激理论：加拿大著名生理心理学家席尔，被誉为"应激之父"。他认为，压力是一个人的平衡状态受到破坏或威胁时进行调节的过程，这种过程称为"应激反应"，又称为"适应性反应"，该过程持续贯穿于人的一生，应激的完全解脱意味着死亡。席尔将"应激反应"与一些疾病，如消化性溃疡、高血压和内分泌疾病等联系起来，由此明确了应激可引起心身疾病。

（2）社会事件刺激理论：社会事件刺激理论从物理学角度来理解压力，提示压力存在于外部事件中。1963年，生理学家坎龙将压力定义为外部压力事件的刺激作用。1967年，霍姆斯和拉赫提出了应用生活事件来评估压力的思路和方法。社会刺激理论认为，生活中的变化是一种需要生理和心理两方面都进行适应的压力。个体在对生活变化适应时，需要消耗较多能量以维持稳定状态。若个体在短期内经受较多剧烈变化，会因过度消耗而容易患病。

（3）心理认知理论：20世纪80年代中期以拉扎勒斯为代表的心理学家认为，压力既不是环境刺激，也不是人的性格或反应，而是人与环境相互作用的产物。当人对内外环境刺激作出判断，认为它超过自身的应对能力及应对资源时，就会产生压力。

例如，4个年岁相仿、气质相近的人正乘坐同一辆车出行。在某一个歇息处他们被告知有一个人刚刚死于意外。其中一人没什么反应。第二个人虽然明白发生了什么事，但并没有受到丝毫影响。第三个人无论是表情还是心里都很悲伤。第四个人被悲痛所包围，又掉眼泪又抽泣。为什么4个人的反应有如此大的差别呢？第一个人是外国人，他并不明白消息的内容。第二个人从来没有遇见过那个死者，因此不可能对他产生特殊的看法。第三个人经常在社交和商业场合遇到那个死者并对他相当尊敬。而第四个人是死者的弟弟，与死者有着千丝万缕的联系。

（4）现代压力理论：①压力源（stressor），指内外刺激事件与情境，可以看作一些特殊的难题、问题和挑战，包括生理的、心理的和社会的诸方面，既有外在的也有内在的，其发生具有强度、时间和频率。②压力反应（stress reaction），指机体对刺激的反应，表现为生理、行为、情绪、认知等方面的症候和症状。③压力管理（stress management），指对压力源和压力反应的控制和改变，包括认知和行为策略。④应对（coping），原来指解决心理冲突的自我防御机制，近来有人主张将概念扩展为处理压力问题的认知和行为措施，但在实际研究中往往只涉及处理压力的心理机制。

3. 持久过大压力的不良后果

（1）健康问题：适当的压力对于健康是必要的，人只有在适当的压力下保持一定张力，才会使生命具有活力，体会到生命存在的意义和人生的乐趣。而且通过锻炼，会使个体应对压力的能力和心理素质得到不断提高。但是，如果长期承受过大的压力则会导致不良的健康后果。在发达国家，有65%～81%的人承受着较大的压力，而60%～80%的医学问题与压力有关。研究表明，过度的压力可引起各种各样的疾病，如高血压、心血管疾病、偏头痛和紧张性头痛、癌症、关节炎、呼吸系统疾病、溃疡、肠炎和肌肉紧张性疾病等。过度的压力还可引起心理和行为问题，如心理障碍、吸烟、酗酒、自杀和反社会行为等。

（2）工作问题：一定的压力对于提高工作效率是必要的，压力过大则适得其反，会导致旷工、消极怠工、缺乏责任心，差错和事故可能会增加。据报道，压力问题每年给美国公司造成的损失达3050亿美元。

（3）管理和决策问题：压力越大，决策者危险性抉择的可能性越大；压力过大的群体，可能较多地采取非理智的行为；由于压力引起的群体冲突越大，有效的沟通渠道越少；压力越大，人们能忍耐不确定性的可能性越小；在压力的情境下，建设性的思维减少，而扭曲性的思维增加；压力越大，作出错误和不成熟的决策的可能性越大；压力越大，敌意、侵犯和逃避行为发生的可能性越大；在压力的情境下，短期的目标常受青睐，而长期的目标则被忽略。

4. 心理压力的研究方法

（1）研究的理论框架：完整的压力研究应包括压力源、压力反应和压力管理等要素。必须熟悉研究涉及各要素之间关系的性质，简单地进行变量的堆积，所得的结论并无多大意义。为保证分析结果的可靠性，研究还需设计一些控制变量，如人口学特征、经济状况、社会支持、文化背景等因素。

（2）压力评估与测量：包括如下内容。①临床评估：了解患者近来所经历的压力事件，其前因后果、性质、强度、持续时间，以及所采取的措施均应涉及。②物理和实验室检查：如使用肌电图测定肌肉紧张度，检测体内肾上腺素和去甲肾上腺素水平。③问卷调查：如压力源刺激理论方法、应激理论方法、压力认知中介理论方法等。

二、行为生活方式与健康

（一）行为与健康

作为生活在一定社会文化背景和自然环境中的个体，要适应复杂多变的环境，就必须对环境中的刺激作出适当反应。因此，行为是人类为了维持个体生存和种族延续，适应环境变化的各种反应。但是，人类不是一种类似机器的反应机体，人有自我意识和行为自我调控能力，所以人的行为具有能动性。所以，行为可以概括为人类在内外因素的共同作用下产生的外部活动，而生活方式是在日常生活中由各种行为构成的图景。

健康相关行为指人类个体和群体与健康和疾病有关的行为，如饮食、运动、烟酒、性行为、医疗行为等。按照行为者对自身和他人健康状况的影响，健康相关行为可分为促进健康的行为和危害健康的行为。

（二）行为因素与健康

慢性非传染性疾病是当今世界的主要死因之一，据WHO统计，全球约63%的死亡是由于慢性病导致的，如心脑血管疾病、癌症、慢性呼吸系统疾病、糖尿病等约占慢性病死因的85%。在中国，超过80%的死亡者死于慢性病。

在这些慢性病的病程中，行为因素具有很重要的致病作用，最常见的有吸烟、不良饮食习惯、缺乏运动和酒精滥用等。众多的证据表明，改变和调整行为就能有效减少疾病。世界银行报告认为，50%以上的慢性病负担可通过改变生活方式和控制行为风险来预防。

（三）健康行为的观点与理论

1. 生物学观点 许多健康行为存在生物学基础。以吸烟为例，吸烟行为的遗传学研究表明，调节多巴胺的基因很可能是对吸烟成瘾产生影响的决定因素。与吸烟成瘾的有关物质是尼古丁。尼古丁在血浆中的半衰期为30分钟。如每天吸1包香烟者，每30～40分钟就要吸1支烟，以维持大脑尼古丁水平。当尼古丁不能达到一定水平时，吸烟者就会感到烦躁、不适、恶心、头痛。当然，由于存在个体差异，一些人对尼古丁的刺激很敏感，而另一些人却表现得很平静。

人的大脑有一个区域，被称为奖赏中枢。它特别敏感，一经激活就很难控制。人在一定时间内摄入一定量的成瘾物，如酒精、尼古丁或咖啡因等后，可激活大脑内的奖赏中枢，从而对其产生高度依赖。这从生物学的角度理解了人对成瘾物的依赖机制。

2. 心理学观点

（1）自我表达理论：许多危害健康的行为与自我表达有关联。青春期是多种危险行为的易感窗口，原因在于不恰当的自我表达方式。青少年为了使自己得到社会的承认，力图使自己像成人那样世故和老练，常借助于吸烟和饮酒等方式来表达这种愿望。很多人在这个时期从同伴那里接触到一些不健康行为，并逐渐养成习惯。针对易感窗口的干预可以帮助青少年减少不健康行为。

（2）心理压力理论：研究表明，当人们承受较大压力时，就会采取吸烟、饮酒和性释放等方式来缓解压力。例如，吸烟，一方面过高压力水平与吸烟行为发生密切关系；另一方面缺乏压力的应对技巧也与吸烟行为有关。

（3）情感激发理论：处于青春期的青少年有着较高的情感激发需求，他们往往通过某种方式来使自己达到某种愉快的状态。很多不良成瘾行为的诱惑在于表面上可以获得暂时的"愉快"。很多人的吸烟和饮酒行为是在同伴聚会时发生的，如为了助兴而饮酒。如果通过某种方式帮助他们将这种情感表达出来，就可以减少吸烟与饮酒的机会，如娱乐、锻炼等。

（4）恐惧诱导理论：一般来说，人们接触到某种恐惧诱导的信息，就会减少危害健康的行为，在一定范围内这种关系是呈正相关的。但过度的恐怖信息可能对行为的改变起到破坏作用，而有时恐怖诱导只对行为意向产生作用。由此可见，恐惧诱导与教育和动机结合起来方可产生作用。

3. 行为学观点

（1）强化模式：行为学将行为看作是一种强化的结果，如吸烟往往开始于某些特殊的情境，经反复重复形成一种条件反射。一种行为后紧跟一种结果，从而产生为了得到这种结果而不断重复这种行为的需要。这种结果可以是令人愉快的，也可以是对于痛苦和不舒服的摆脱。第一次吸烟的感受往往是痛苦的，如恶心、呕吐和头痛等，但某些促使行动的力量足以超越痛苦的感受。在一次次重复过程中适应，痛苦减轻而"愉悦"上升。当形成习惯后，成瘾物产生心理效应中的快感，可以构成一种正性强化作用；而一旦终止就会产生心身的痛苦折磨，起到负性强化作用。

（2）时间价值期望模式：行为发生不但与其价值和实现的可能性有关，而且与实现的时间有关。为什么人们知道吸烟可以致癌，却不愿意戒烟？因为得病被认为是很久以后的事情。眼前发生的事件往往易于强化，人们普遍对立竿见影的事件加以重视，而对远期要发生的事则漫不经心。

（3）健康意识模式：意识是人们对事物的感觉和觉醒状态，它不是简单的理解和知道，而是觉醒、感到和感知等方面的综合。在我国文化中，意识是理解行为的一个重要概念。认知改变对于意识提高起作用，劝说和咨询、主观规范和情境也很重要。

（4）个人控制力模式：行为习惯是长期形成的，在短期内很难改变。健康行为是一种慢性行为，行为的养成或戒除需要一定的毅力。显然，行为的启动要有足够的个人控制感，行为的实施和维护要有足够的自我效能。在行为改变中要应用增强个人控制感与自我效能的方法和技术。

4. 社会学观点 个体的行为问题并非总是由自身造成的，每个人都处在特定的社会网络中，被特定文化传承的价值标准所左右，也被特定社会情境所支配。在一个社会环境中，如果个别人的行为出现问题，这是个体的问题，但如果牵涉到很多人，那就要追究社会环境的问题。

（1）社会功能主义观点：功能主义理论主要研究有利于行为形成的社会规范和条件。急剧的社会震荡和变化、社会失范，使人们感到困惑、迷茫，容易借助于某些行为来逃避，如第二次世界大战期间全世界的烟草使用陡然增加。研究表明，由于社会变革所形成的压力会导致众多的社会和行为问题，如俄罗斯在社会转型期，事故、自杀、滥用有害物质等行为增加了许多。

（2）社会规范与社会影响观点：社会规范影响人们的行为选择。在崇尚个体主义的社会，主要以个人的态度决定行为；在强调集体主义的社会，主要以社会规范来决定行为。吸毒、吸烟和饮酒等行为存在一个易于发生的亚文化中，是通过"同类"群体的相互影响而发生的。有些人好不容易戒除了毒瘾，但一旦回到原来的"圈子"，往往又复吸了。

（3）经济学观点：理性行动理论可以诠释吸烟等成瘾行为，该理论以"理性"概念基础来解释个人、组织乃至系统的行为。其假设是，对于行动者而言，不同的行动有不同的效益，行动者的行动原则是最大限度地获取效益。根据这一理论，烟草的价格会影响消费者的需求。研究发现，高收入国家的烟草需求价格弹性指数在 $-0.25 \sim 0.50$，而中低收入国家处在 $-0.50 \sim 1.00$。同时，理性行动理论在保留个人行为追求利益最大化的前提下，也考虑到个人的习惯和迷恋，这就形成了理性成瘾模型。它可以解释为什么有些人在烟草涨价后会减少吸烟行为，而另一些人尽管明白吸烟会降低效用水平，但由于吸烟能体验到快乐，还是坚持自己的嗜好。

三、行为心理问题的干预

行为心理问题的干预措施包括政策干预和倡导促动、环境工程设施干预、大众媒体干预、社区干预、组织干预等。这是重点介绍政策干预和倡导促动这两种干预措施。

（一）政策干预

社会医学有很多干预方法，政策干预效率最高。控烟就是一个很好的例子。很多国家的经验证实，增加烟草税和提高烟价可以减少和约束人们的吸烟行为。有些国家和地区采取了控制高脂肪产品的广告，对高脂肪低营养产品增加附加税等政策举措，使心脑血管疾病得到了有效控制。政策干预不但要提出建议，而且要采取一系列的行动促使采纳和实施，这就是政策倡导促动。

（二）倡导促动

1. 倡导促动的概念　源自"advocacy"一词，是西方社会文化的产物，中文有"提倡、倡议、宣传、鼓吹、鼓动、呼吁、促进、主张、游说、推广"等语意相关的术语。倡导促动指向目标组织和个人提出主张并促使其采纳行动。按照目前国际上倡导促动的概念，它包含两层意思：一是倡议，二是导向行动。提出倡议只是倡导促动的第一步，更重要的是要进行鼓动和采取行动。

2. 倡导促动的PCPA模式　倡导促动的本质是提出呼吁并促进行动。从鼓吹到鼓动是一个连续的行动过程，包括4个前后关联的要素，即倡议→联盟→宣传→行动（propose→coalition→propaganda→action，PCPA），可以称之为倡导行动的四阶段模式。可以简单地将其称为"倡联宣行"模式。倡导促动的四阶段模式为倡导促动问题的研究提供了理论框架。①倡议：先是针对某些社会性的重要问题向人们呼吁，提出倡议。其中如何捕捉议题，如何提出议题是关键。②联盟：包括联盟的建立和运作。③宣传：指公开意图，涉及信息研制和传递等。④行动：包括为达到倡导目标而进行的游说和鼓动等活动。

政府是政策制定的主体，通过政策倡导促动的途径来促使政府采纳和实施有利于人民健康的政策。例如，财政方面，补贴健康食品生产，提高烟草、酒类等产品价格；基础设施和交通运输方面，优化道路、交通和住房规划，减少损害环境物质的排放及降低交通伤害；社会保障方面，扩大医保的覆盖面和提高保障水平。

大众倡导促动（public advocaey）方法在改变人们的态度和行为方面比健康教育更具有优势。健康教育的重点在于通过改变人们的认知来改变行为，而事实上认知与行为不一致的情况并不少见。大众倡导促动则针对行为目标进行一系列的改变活动，能够获得更好的效果。一般来说，对于一个新的健康问题，采取健康教育的策略是有效的，但对于已长期存在的健康问题，在人们已具备了基本知识的情况下，应该采取倡导促动的策略。在这方面，国际上已发展出了很多行之有效的方法，并取得阶段性成效。

知识拓展

《成长的故事》

一棵苹果树，终于结果了。

第一年，它结了10个苹果，9个被拿走，自己得到1个。对此，苹果树愤愤不平，于是自断经脉，拒绝成长。第二年，它结了5个苹果，4个被拿走，自己得到1个。

"哈哈，去年我得到了10%，今年得到20%，翻了一番。"这棵苹果树心理平衡了。但是，它还可以这样：继续成长。比如，第二年，它结了100个果子，被拿走90个，自己得到10个。虽然很可能，它被拿走99个，自己只得到1个。但它还可以继续成长，第三年结1000个苹果。

当一个人踮起脚尖靠近太阳的时候，全世界都挡不住他的阳光。

夜色难免黑凉，前行必有曙光。路上，有风有雨是常态，风雨无阻是心态，风雨兼程是状态。人生不就是这样，经历过一次次考验才能成长；人生不就是这样，哪怕雨雪霏霾也要去追寻阳光。每个人的心里都藏着一个了不起的自己，只要你不颓废、不消极，一直悄悄酝酿着乐观，培养着豁达，坚持着善良，始终朝着梦想前行，永远在路上，就没有到达不了的远方。

本章小结

教学课件

执考知识点总结

本章涉及的2019版及2024版公共卫生执业助理医师资格考试考点对比见表6-1。

表6-1 2019版及2024版公共卫生执业助理医师资格考试考点对比

单元	细目	知识点	2024版	2019版
社会因素与健康	心理行为因素与健康	（1）人格与健康的关系	√	√
		（2）心理压力对健康与疾病的作用	√	√
		（3）健康相关行为	新增	—

拓展练习及参考答案

（罗赛美　王金勇）

第七章　社区卫生服务

案例导入

【案例】

　　某社区是某市中心城区的综合社区，该社区人口老龄化趋势十分明显，为努力实现人人享有基本卫生保健的目标，政府完善了加快城乡社区卫生服务建设的各项政策，建立了城乡社区卫生一体化服务发展模式，扩大了社区卫生服务范围，把服务于城市居民的社区卫生服务向农村延伸；扩大了社区卫生服务投入，按照农村社区卫生服务人口不低于15元/（人·年）的标准，由区财政安排社区公共卫生服务补助经费；同时，该社区为了满足社区老年人的健康需求，在社区卫生服务中心增设了老年健康特色服务开展社区预防工作；开展社区保健服务；开展社区医疗服务；开展社区康复服务；开展社区健康教育；保障居民身体健康。

【问题】

　　1. 什么是社区？什么是社区卫生服务？社区卫生服务包含哪些内容？

　　2. 社区卫生服务提供的服务方式有哪些？

核心知识拆解

　　随着社会、经济和科学技术的发展，我国医疗卫生体系建设进入了新的阶段。新体系的建设要从全人群多维健康着眼，对人的生命周期采取从促进健康、合理治疗到康复的全面保健措施。卫生服务要贯彻"社区化"的原则，发展以社区为基础的卫生保健系统，重新合理分配卫生资源，以适应整个社会的需求。发展社区卫生服务是从完善体系建设的角度，实现人类综合保健目标的重要措施。

第一节　社区与社区卫生服务的概述

一、社区的概念、类型和构成要素

（一）社区的概念

一般来讲，社区的概念具有地域、血缘、政治、经济、社会、文化、教育等多重含义。在不同的历史时期、不同的研究和领域，社区的含义有所不同。

1881年，德国社会学家滕尼斯（F.Tonnies）将社区定义为"以家庭为基础的历史共同体，是血缘共同体和地缘共同体的结合"。

1978年，WHO在国际初级卫生保健大会上将社区定义为"社区是以某种经济的、文化的、种族的或某种社会的凝聚力，使人们生活在一起的一种社会组织或团体"。

我国学者费孝通将社区定义为"社区是若干社会群体（家庭、氏族）或社会组织（机关、团体）聚集在某一地域里所形成的一个生活上相互关联的大集体"。

（二）社区的类型

社区一般分为两种类型。

1. 地域型社区　又称生活社区，是以地理范围为基础，是由不同的个体或家庭生活在彼此相邻的空间，而形成共享公共资源及相互依存的关系，如市、区、街道、村等，但它与行政区域并不完全相同，有时其边界不像行政区域那样清晰。

2. 功能型社区　是不同的个体因某些相同特征，包括相同的爱好、利益、职业或价值观等而形成相互关联的机构或组织，如企事业单位、非政府组织等。一个或几个功能型社区可以关联在一个地域型社区内。社区卫生与全科医疗可以分别服务其中一类社区，也可以同时涵盖两种类型的社区。

（三）社区的构成要素

社区作为一个社会生活实体，是具有相似社会、经济、文化背景的人群长期居住和生活的区域，是复杂社会系统的"缩影"。人们在社会、经济、文化等方面有着一定的内在联系。一般认为一个社区必须具备以下5个最基本的构成要素。

1. 人口要素　是社区的主体，也是构成社区的第一要素。社区是由人群组成的，社区人群是社区的核心。社区的人口要素包括社区人口的数量、结构和分布等。共同生活的人群，是社区物质财富和精神财富的创造者，是构成一定社区的主体。

2. 地域性　地域是社区存在和发展的前提，是构成社区的重要条件。社区有一定的区域范围，其大小不定，可按行政区域或地理范围划分。WHO对社区的界定：一个有代表性的社区，人口数在10万～30万，面积在5000～50 000平方千米。在我国，城市的社区是按街道办事处管辖范围设置，人口一般为3万～10万，而农村则按乡镇和村划分。社区是人们参与社会生活的基本场所，是人们从事多种活动的基本舞台，而人们的活动总是依赖于一定的场所和设施进行的。

3. 生活服务设施　如医院、学校、超市、交通、通信等。基本的生活服务设施不仅是社区人群生存的基本条件，也是联系社区人群的纽带。

4. 文化背景及生活方式　相对共同的文化背景和生活方式是社区人群相互关联的基础。

5. 结构要素　指社区内各种相互联系的组织和机构。其既包括社区特有的管理机构、一定的规章制度、社区道德标准等，以行使社会功能，还包括一定的社会服务机构，来满足社区居民的需求，如社会咨询服务、健康服务、生活服务、家政服务、通信服务、交通服务、安全保护性服务、文娱体育服务等。

人口要素和地域性是构成社区的最基本要素。在此基础之上，生活服务设施、文化背景及生活方式、结构要素是社区人群相互联系的纽带。生活在同一社区的人们所受的影响因素相同，如具有相同的自然环境、生活服务设施及社区卫生服务资源、具有特定人口学特征、具有相似的社会心理归属感或共同的利益和兴趣爱好等，因此，个体和家庭的健康问题均有特定的社区背景，即同一社区居民有相似的健康问题或不同社区的居民存在不同的健康问题，这些健康问题也成为卫生服务研究的重点。

二、社区卫生服务的概念及特点

（一）社区卫生服务的概念

社区卫生服务（community health service）是社区建设的重要组成部分，是在政府领导、社区参与、上级卫生机构指导下，以基层卫生机构为主体，全科医师为骨干，合理使用社区资源和适宜技术，以人的健康为中心、家庭为单位、社区为范围、需求为导向，以妇女、儿童、老年人、慢性病患者、残疾人为重点，以解决社区主要卫生问题、满足基本卫生服务需求为目的，融预防、医疗、保健、康复、健康教育、计划生育技术指导为一体的，有效、经济、方便、综合、连续的基层卫生服务。

（二）社区卫生服务的特点

1. 以健康为中心的服务　人群健康策略的第一要素是关注人群的健康。社区卫生服务必须以人群健康为中心，不是以治疗疾病或治疗已患病的人为中心而进行服务；社区医生不仅要识别疾病、筛查疾病，而且要帮助社区居民制订保健计划，如健康个体的保健计划、高危个体的保健计划和重点保健对象的保健计划。此外，还要动员社区居民主动地选择健康生活方式，预防疾病和伤残，促进健康，树立"健康为人人，人人为健康"的正确健康观。

2. 综合性服务　新的时代赋予了健康新的内涵，围绕健康展开的社区卫生服务必须是综合的、全方位的，并且是多部门参与的。社区卫生服务的综合性体现在3个方面：一是服务内容的综合性，包括在预防、医疗、保健、康复、健康教育、计划生育技术指导为一体的综合服务；二是服务范畴涉及疾病全过程，包括健康期、发病早期及临床期的三级预防服务内容；三是提供多种服务形式和多层面服务需求，服务形式包括"三诊（门诊、出诊、转会诊）三床（住院病床、日间观察病床和家庭病床）"的服务，服务需求涉及服务对象的生理、心理、社会等多层面。

3. 持续性服务　社区卫生服务始于生命的准备阶段止于生命结束，覆盖生命的每个周期，以及疾病的发生、发展全过程。社区卫生服务不因某一健康问题的解决而终止，而是根据生命各周期和疾病各阶段的特点及需求，提供具有针对性的服务，故具有持续性。社区卫生服务的持续性是构筑居民终身健康体系的重要内容，也是区别于医院服务的一个重要特征。

4. 可及性服务　社区卫生服务必须从多方面满足服务对象的多种需求，如地理位置可及、价格可及和技术可及等，使居民能在住所或工作场所附近能获得社区卫生服务，设置残疾人或老年人特殊需求设施，提供价格合理的适宜医疗技术等，以确保社区居民充分享受社区卫生服务，从而真正达到促进和维护社区居民健康的目的。

5. 人性化服务 社区卫生服务更加重视人的整体属性，它将患者视作有个性、有感情的人，而不仅是疾病的载体。在认识疾病与健康时，要求从生物、心理及社会等多方位、多层面进行，要把人看成是一个"整体"，以人性化的服务充分调动患者的依从性和主动性，使之积极参与健康和疾病控制的过程，从而起到良好的服务效果。

6. 协调性与团队合作式服务 社区卫生的职责是向患者提供初级卫生保健服务，这种服务不是包罗万象，也不能代替专科医疗。为了更好地提供一体化、全方位、全过程的医疗卫生服务，社区医生需要熟悉各级、各类医疗机构和相关专家，以及家庭和社区内外的各种资源等情况，并与它们建立相对稳定的联系，成为社区居民个体和群体的健康资源协调人，成为动员各级、各类健康相关资源服务于个体及其家庭的重要枢纽。

7. 以需求为导向 社区卫生服务的内容和形式都应适合当地居民的卫生需求，并充分利用社区资源，为社区居民提供基本卫生服务。

8. 以家庭为照顾单位 家庭是社区组成的最基本单元，也是社区卫生工作的重要场所和可利用的有效资源。一个家庭在健康问题上往往存在着相同的危险因素或保护因素。以家庭为单位开展服务，首先要考虑家庭成员之间存在的相互作用，其次，家庭的结构与功能也会直接或间接影响家庭成员。

9. 以预防为主 社区卫生服务注重并实施"生命周期保健"，根据服务对象生命周期不同阶段中可能出现的危险因素和健康问题，提供一级、二级、三级预防服务。社区医生的预防多属于"临床预防"，既对患者及其家庭提供随时随地的个性化预防服务，同时，又要加强早期的健康干预措施，有针对性地进行周期性健康筛查工作。

10. 基层医疗保健 社区卫生服务是社区居民因为健康问题首先接触的基层保健服务。社区卫生服务机构在我国已经作为基层卫生保健服务的重要首诊机构，是医疗保健体系中的"守门人"。社区卫生服务机构中的全科医生承担首诊医生的责任，一线社区卫生服务机构能方便、经济、有效地解决80%以上居民的健康问题。社区卫生服务机构不能解决的卫生需求，可安排转诊或会诊，由上级医疗机构或专科医生参与解决。

三、社区卫生服务的发展

（一）我国社区卫生服务发展概况

1999年，国务院颁布的《关于发展城市社区卫生服务的若干意见》，明确了社区卫生服务的意义、总体目标和基本原则。

2002年，出台了《关于加快发展城市社区卫生服务的意见》，标志着国家发展城市社区卫生服务的宏观政策已经明确。

2006年，国务院颁布了《关于发展城市社区卫生服务的指导意见》，将社区卫生服务推进到了全面发展阶段。

2009年，《中共中央国务院关于深化医药卫生体制改革的意见》指出，要完善以社区卫生服务为基础的新型城市医疗卫生服务体系。

2013年，确定了183个机构为全国示范社区卫生服务中心。

2017年，确定了全国753个"优质服务示范社区卫生服务中心"。

（二）社区卫生服务的意义

1. 实现医学模式转变的最佳途径 社区卫生服务的模式应是以人的健康为中心，社区卫生服务对象和内容的扩大正好顺应了医学模式的转变。

2. 实现"人人享有卫生保健"的重要基础 WHO已明确：21世纪人人享有卫生保健的总目的是提高卫生的公平性，确保所有人群利用可持续发展的卫生系统和服务，所有人获得更长的期望寿命和提高生活质量。社区卫生服务是实现"人人享有卫生保健"的第一线保障。

3. 提供基本卫生服务，满足人民群众日益增长的卫生服务需求，提高人民健康水平的重要保障 社区卫生服务覆盖广泛、方便群众。社区卫生服务强调预防为主、防治结合，有利于将预防保健落实到社区、家庭和个人，提高人群健康水平。

4. 深化卫生改革，建立与社会主义市场经济体制相适应的城市卫生服务体系的重要基础 社区卫生服务可以将广大居民的多数基本健康问题解决在基层。

5. 完善城乡职工基本医疗保险制度的迫切要求 社区卫生服务可以为参保职工就近诊治一般常见病、多发病、慢性病，帮助参保职工合理利用大医院服务，符合"低水平、广覆盖"原则，对职工基本医疗保险制度长久稳定运行，起到重要支撑作用。

6. 加强社会主义精神文明建设，密切党群干群关系，维护社会稳定的重要途径 积极开展社区卫生服务是为人民办好事、办实事的德政民心工程，充分体现全心全意为人民服务的宗旨，有利于密切党群干群关系，维护社会稳定，促进国家长治久安。

四、社区卫生服务的对象和发展的基本原则

（一）社区卫生服务的对象

社区卫生服务机构的服务对象为社区相关人员，包括辖区内的常住居民、暂住居民及其他有关人员。具体的服务对象如下。

1. 辖区内健康人群 针对健康人群，主要是开展社区健康促进工作，重点在于对健康人群的健康维护、健康教育及自我保健能力的培养、健康行为的养成。

2. 辖区内亚健康人群 亚健康状态指处于健康与疾病之间的过渡状态。处于亚健康状态者，某些指标未达到健康的标准，表现为一定时间内，某些生理功能和适应能力减退的症状，但又不符合现代医学中有关疾病的临床或亚临床诊断标准。

3. 辖区内高危人群与重点保健人群 高危人群指显著暴露于某种或某些影响健康的有害因素下的人群，其发生相应疾病的概率明显高于其他人群。重点保健人群是指由于各种原因，需要在社区得到特殊保健的人群，如妇女、儿童、老年人、慢性病患者、残疾人、低收入者等。

4. 辖区内的患者 主要包括三大类，一类是一般常见病的门诊患者，一类是需要家庭照顾、护理院照顾、院前急救或临终关怀的患者，还有一类就是其他的一些不需要住院治疗的患者。

（二）发展社区卫生服务的基本原则

1. 坚持社区卫生服务的公益性质，注重服务的公平、效率和可及性。社区卫生服务不以营利为目的，以社区、家庭和居民为服务对象，以妇女、儿童、老年人、残疾人、贫困居民等为服务重点，开展一般常见病、多发病的诊治和"六位一体"的服务。

2. 坚持政府主导，鼓励社会参与，多渠道发展社区卫生服务。社区卫生服务机构的发展由政府统筹计划，主要由一级、部分二级医院和国有企事业单位所属医疗机构等基层医疗机构进行转型或改造改制设立，不足部分引入竞争机制，按照平等竞争、择优原则，采取公开招标方式进行补充和完善。

3. 坚持实行区域卫生规划，立足于调整现有卫生资源、辅以改扩建和新建，健全社区卫生服务网络。努力提高卫生服务的可及性，做到低成本、广覆盖、高效益，方便群众。

4. 坚持公共卫生和基本医疗并重，中西医并重，防治结合。

5. 坚持以地方为主，因地制宜，探索创新，积极推进。把社区卫生服务与社区发展相结合，纳入社区的发展规划，两方面统一部署，组织实施，实现社区卫生服务的可持续发展。

第二节　社区卫生服务的内容

社区卫生服务机构是具有公益性质，不以营利为目的的国家卫生服务体系基层机构。社区卫生服务的内容通俗地说就是"六位一体"的综合性基层卫生服务。社区卫生服务具体可分为基本公共卫生服务和基本医疗服务两部分。其服务内容不仅具有公共卫生群体性服务的特征，还体现了个体化医疗服务的特点。全科医生是社区卫生服务团队中的骨干力量，所以，社区卫生服务也体现了全科医疗服务的全部特征。

一、基本公共卫生服务

基本公共卫生服务是由疾病预防控制机构、城市社区卫生服务中心、乡镇卫生院等城乡基层医疗卫生机构向全体居民提供的免费的公共卫生干预措施，主要是预防和控制疾病，促进人群健康。该服务项目自2009年起开始实施，是我国"新医改"的一个重要内容。

1. 建立居民健康档案　服务对象为辖区内常住居民（指居住半年以上的户籍及非户籍居民），以0～6岁儿童、孕产妇、老年人、慢性病患者、严重精神障碍患者和肺结核患者等人群为重点。项目内容包括建立健康档案、对健康档案进行相应的维护管理。

2. 健康教育　服务对象为辖区内常住居民。通过为辖区内居民提供健康教育资料、设置健康教育宣传栏、开展公众健康咨询服务、举办健康知识讲座、开展个体化健康教育等方式，帮助居民逐步形成有利于维护和促进健康的行为方式。

3. 预防接种　服务对象为辖区内0～6岁儿童和其他重点人群。提供预防接种服务，做好预防接种管理和疑似预防接种异常反应处理。

4. 儿童健康管理　服务对象为辖区内居住的0～6岁儿童。服务内容包括新生儿家庭访视、新生儿满月健康管理、婴幼儿健康管理、学龄前儿童健康管理和其他健康问题处理。

5. 孕产妇健康管理　服务对象为辖区内的常住孕产妇（不考虑户籍）。服务内容包括孕早、中、晚期管理，产后访视，产后42天健康检查。

6. 老年人健康管理　服务对象为辖区内65岁及以上常住居民。服务内容为每年为老年人提供1次免费的健康管理服务，包括生活方式和健康状况评估、体格检查、辅助检查和健康指导。

7. 慢性病患者的健康管理　主要是对高血压和2型糖尿病患者的健康管理。高血压的服务对象为辖区内35岁及以上的高血压患者，2型糖尿病的服务对象为辖区内35岁及以上的2型糖尿病患者，社区卫生服务中心为其提供随访评估和分类干预，开展定期健康体检等。

8. 严重精神障碍患者管理　服务对象为辖区内常住居民中诊断明确、居家的严重精神障碍患者。主要包括精神分裂症、分裂情感性障碍、偏执性精神病、双相情感障碍、癫痫所致精神障碍、精神发育迟滞伴精神障碍。服务内容包括患者信息管理、随访评估、分类干预和健康体检。

9. 肺结核患者健康管理　服务对象为辖区内确诊的常住肺结核患者。服务内容包括肺结核的筛查及推介转诊、第一次入户随访、督导服药和随访管理。

10. 中医药健康管理　服务对象为辖区内65岁及以上常住居民和0～36个月的常住儿童。服务内容包括老年人中医体质辨识、儿童中医调养等。

11. 传染病及突发公共卫生事件报告和处理　服务对象为辖区内常住人口。服务内容包括传染病疫情和突发公共卫生事件的风险管理，传染病和突发公共卫生事件的发现、登记，传染病和突发公共卫生事件相关信息报告，传染病和突发公共卫生事件的处理。

12. 卫生计生监督协管　服务对象为辖区内常住居民。主要内容有食源性疾病及相关信息报告、饮用水卫生安全巡查、学校卫生服务、非法行医与非法采供血信息报告，以及计划生育相关信息报告。

13. 免费提供避孕药具　省级卫生健康部门为本地区免费避孕药具采购主体，依法实施避孕药具采购，省、市（地）、县级计划生育药具管理机构负责免费避孕药具储存、调拨及发放等工作。

14. 健康素养促进行动　包括健康促进县（区）建设、健康科普、健康促进医院和戒烟门诊建设、健康素养和烟草流行监测、12320热线咨询服务、重点疾病、重点领域和重点人群的健康教育。

二、基本医疗服务

基本医疗服务指医疗保障中，对社会成员提供的最基本福利性医疗照顾，其目标是保障社会成员基本的生命健康权利，使其在防病治病过程中，获得与防治要求一致的基本治疗，即采用基本药物、使用适宜技术、按照规范诊疗程序，提供急慢性疾病的诊断、治疗和康复等医疗服务。具体包括如下内容。

1. 一般的常见病与多发病诊疗、护理和诊断明确的慢性病治疗。
2. 社区的现场应急救护。
3. 家庭出诊、家庭护理、家庭病床等家庭医疗服务。
4. 转诊服务。
5. 康复医疗服务。
6. 定期的体检和疾病筛检服务。
7. 中医药或民族医药特色服务。
8. 政府卫生行政部门批准的其他适宜医疗服务。

第三节　社区卫生服务的方式

社区卫生服务是利用社区现有资源，对社区人群提供预防、保健、治疗、康复的基层卫生服务，其基本服务方式根据卫生服务需求、地理环境、人口学特征的不同而不同。主要有个体化服务、群体性服务和团队式服务3种方式。

一、个体化服务方式

个体化服务方式是以患者为中心的服务方式，主要有以下几种。

1. 门诊服务　最主要的社区卫生服务方式，包括门诊、留诊观察、急诊等常见的服务形式，均以提供基本医疗服务为主。

2. 出诊或家庭病床服务　这是社区卫生服务中心最具特色的服务形式，既区别于专科医疗，又体现了基层医疗的主动、连续性服务的特点。出诊服务多针对社区居民行动不便、病情危急等情况。家庭病床服务主要适用于行动不便者、慢性病患者或需要上门服务者。

3. 社区内的急救服务　社区卫生服务中心提供全天候的急诊、院前急救服务，及时高效地帮助患者利用当地急救网络系统。

4. 转诊和会诊服务　转诊服务是上下级医疗机构连续性服务的重要环节，是比较常见的社区卫生服务形式，体现社区卫生服务和全科医疗的协调性特点。双向转诊是患者在两个不同级别的卫生服务机构之间就诊，可以从低级别向高级别医疗机构转诊，也可从高级别向低级别医疗机构转诊，是基层医疗机构将患者转出去与转回来的连续性服务，一般是指超过全科医疗的执业范围或是社区卫生服务机构无条件诊断和处理的疾病，如疑难重症患者，需要CT检查或放射疗法治疗者等，需要及时转诊到上级医疗中心（如专科医院、综合医院等）进一步诊治并与其保持联系。同时，也是上级医疗中心将需要并适合在社区卫生服务机构治疗或康复的患者，转至社区卫生服务机构，进一步治疗和康复的服务过程。双向转诊服务既可保证社区居民医疗安全和医疗效果，又能合理使用医疗资源，提高医疗效率，降低医疗成本。如果因各种原因无法转诊，全科医生也可请上级医疗中心的专家来社区会诊。

5. 电话咨询　是近年来兴起的，社区卫生服务的一种新形式，即通过热线电话，为社区居民提供健康教育和医疗保健等咨询，协助联系住院、出诊及会诊、专科预约服务等；也可以通过电话，定期联系不能按时前来就诊的患者或需进行定期督导的患者。

6. 长期看护　主要针对身患多种疾病，需要长期医疗护理的老年人，如老年护理院服务。但是大多数老年人更需要长期居家照顾。

7. 安宁照顾　又称临终关怀，指给予生命终末期患者人文关怀、减轻躯体和心理痛苦的人性化双重照顾。

8. 医疗器具租赁与便民服务　为减轻患者的经济负担，避免资源浪费，对于家庭照顾中必备的、短期使用的某些医疗器具，可以开展租赁服务，并帮助患者或其家属正确使用，如康复器具等。

二、群体性服务方式

1. 以社区为导向的基层医疗服务　将社区和个人保健结合起来，制定系统性照顾策略，旨在将个人健康的影响因素与社区、环境、行为等因素联系起来，在基层医疗实践中，不仅提供临床诊疗，还要利用流行病学和社区医学的观点来提供预防服务和相关帮助。如在不同的社区，因为影响健康的因素各不相同，所以不同社区居民的常见健康问题的种类和危险因素是有所不同的。即使同一城市内的不同社区，由于居民年龄、性别、生活方式、教育程度等的不同，社区间的常见健康问题也存在差异。因此，全科医生提供以社区为基础的照顾，首先要掌握各社区常见的健康问题分布及其影响因素，构建适应社区人群健康需求的服务结构，培养适宜的服务能力，了解社区内外可利用的资源，以便选择适宜的策略和方法，为社区个体和群体提供安全、有效、可及的、有针对性的卫生服务。

2. 基层医疗服务的实施　包括五个基本步骤。

（1）确定社区和目标人群。社区是多种多样的，可以划分为不同的类型。尽管社区分类多样，但最基本的划分是乡村社区和城市社区。目标人群可以是某社区卫生服务中心服务半径中的人群，或者某居民小区、工厂、学校、医疗保险机构等指定的特定人群。另外，也可以根据与健康因素相关的年龄、性别、民族等因素来确定目标人群，如儿童、青少年、老年人、吸烟人群、糖尿病患者等。

（2）确定基层医疗服务机构和团队。这需要一个综合性学科的工作团队，当地的基层医疗机构是团队的主体，社区及其居民是团队的重要成员，除此之外还可以动员政府机构、非政府组织、医学院校或其他学术组织等作为团队的成员。

（3）通过社区诊断，确定社区存在的主要问题及需要优先解决问题的顺序。运用流行病学、临床医学、统计学、心理学等诊断或评价方法，来确定社区的特点、社区居民的健康状况、健康需要与需求，以及可利用的卫生服务资源等，找出社区存在的主要健康问题。一个社区，在同一时期存在的卫生问题往往是多种多样的，但社区的资源往往不具备同时解决社区居民所有健康问题的条件。所以，要按照健康问题的普遍性、严重性、紧迫性、可干预性、效益性的原则，来确定优先解决的问题的顺序。

（4）根据需要优先解决的问题，制定解决问题的干预方案。社区卫生的干预方案是为高效解决社区健康问题而有组织、有计划开展的一系列活动。制定干预方案，需考虑多部门的配合，合理地配置人力、物力、财力等资源，确定可行的实施方案。同时，还应考虑社区的客观需要和居民的需求，以及社区可利用的资源，并结合社区居民和相关部门的意见。

（5）监测并评价干预效果。监测与评价要贯穿于整个社区卫生服务过程。时时观察干预方案的执行情况，了解服务工作的最新进展，必要时做一些适当的调整。通过收集信息，采用客观可行的方法，科学评价干预的效果，并推广经验，弥补不足，使干预措施取得的效果向更高水平发展。

3. 社区参与是群体性基层医疗服务的核心 通过实施以社区为导向的服务，准确掌握社区居民对卫生服务的需求，及时调整社区服务需求与社区卫生服务提供之间的差异，制订适宜的卫生服务计划，达到资源共享，促进卫生公平，提高干预效益。

三、团队式服务方式

社区卫生服务团队是为了促进社区居民健康、使患者得到康复的目标而组成的社区卫生服务工作小组。要建立一个有效的社区卫生服务工作团队，要求团队成员之间对社区卫生服务的性质与任务、团队的工作目标等高度认同；相互之间必须建立良好的沟通，对处理健康问题或疾病的方法达到意见一致；团队成员的知识和技能应该是互补的，通过团队成员的互相帮助，实现共同的工作目标；共同分享团队所取得的成绩和荣誉。

根据团队存在的目的和拥有的自主权大小，可将社区卫生服务团队分为3种类型。

1. 以解决患者健康问题为导向的基本医疗工作团队 这种工作团队有3类：第一类是由全科医生、社区护士和相关卫生技术人员组成，也是常见的门诊工作团队，主要用来解决社区患者的健康问题；第二类是由全科医生、社区护士、聘请的临床专家等组成的门诊会诊团队来解决复杂的疾病；第三类是根据患者的病情需要，通过转诊或会诊，临时组建的门诊照顾团队来解决患者特定的疾病或重大健康问题。

2. 促进人群健康和实施群体健康干预的公共卫生服务团队 公共卫生服务团队有社区精神卫生服务团队、预防保健服务团队、临时的社区诊断工作小组或团队等几类。一般由保健医生、全科医生、社区护士、社区内政府机构相关人员等组成。公共卫生服务团队为社区居民提供基本公共卫生服务，主要内容有社区内孕产妇的健康管理、老年人的健康管理、儿童的健康管理等。公共卫生服务团队为了更好地实现目标，积极协调和寻找社区内外有利于社区人群健康管理和干预的有效资源。

3. 社区卫生服务管理团队 为了不断提高社区卫生服务的质量，卫生行政部门、社区卫生服务机构内部均可组建专门的社区卫生服务管理团队。我国的社区卫生管理中心、社区卫生服务机构内部组建的服务质量检查工作组等均属于此类团队。

知识拓展

上海"校-院-地协同"提升基层社区卫生服务能力

上海市积极推动市级综合性医院和社区卫生服务中心更高水平双向赋能，为全面提升社区医生的职业能力，打造高水平全科医生队伍，积极探索完善"校-院-地"全科医学教学实践体系，进一步健全完善与上海城市功能定位相匹配的全科医学人才培养体系，持续提升基层社区卫生服务能力，以高质量满足民众卫生健康需求。

2024年1月31日，上海16个区卫健委负责人与上海交通大学医学院（下称：上海交大医学院）的10余家签约主体单位负责人共同签署《合作共建社区卫生服务中心协议书》，拉开第一个为期5年"校-院-地"共建全市66家社区卫生服务中心的帷幕。

据介绍，上海交通大学医学院将以开发优秀社区医院为应用场景，采用案例分析、经验分享、工作坊等教学方法，以多层次、全方位、立体化的沉浸式培训，注重社区全科医生的真实诊疗体验，搭建社区全科医生成长舞台。通过"菜单式课程方案、进阶式课程体系、全专结合式架构"培训新模式，解决社区全科医生职业发展中的实际问题，建设一支全专结合、覆盖面广、素质优良、技术过硬、百姓信服的社区医生队伍。

资料来源：中国新闻网.上海"校-院-地协同"提升基层社区卫生服务能力.http://www.chinanews.com.cn/sh/2024/01-31/10156052.shtml。

本章小结	教学课件

执考知识点总结

本章涉及的2019版及2024版公共卫生执业助理医师资格考试考点对比见表7-1。

表7-1 2019版及2024版公共卫生执业助理医师资格考试考点对比

单元	细目	知识点	2024版	2019版
社区卫生服务	基本概念	（1）社区卫生服务的概念	√	√
		（2）社区卫生服务的特点	√	√
		（3）社区卫生服务的意义	√	√
	社区卫生服务的内容与方式	（1）社区卫生服务的内容	√	√
		（2）社区卫生服务的方式	√	√

拓展练习及参考答案

（段光容　王金勇　蔡明春）

第八章 健 康 管 理

学 习 目 标

素质目标： 提高学生健康意识，让他们能够以人的健康为本位，关心、尊重、体贴、爱护服务对象。

知识目标： 熟悉健康管理的概念、危险因素的特点与种类、危险因素的作用过程，以及健康管理策略；掌握健康管理的核心内容。

能力目标： 能根据病患不同需求实施个体与群体的健康管理。

案例导入

【案例】

贾玲成功减重50kg的消息曾一度成为娱乐圈热议的焦点。这位知名喜剧演员、导演的惊人转变，不仅引发了公众的广泛关注，更成为一场关于"健康与美"的深刻讨论的导火线。贾玲的减肥经历，不仅仅是个人的蜕变，更是对现代社会审美观念的挑战与反思。

在这个"瘦即是美"的时代，无数的年轻人为了追求所谓的"完美身材"，不惜采取极端的方法来减轻体重。而这种追求的背后，隐藏着社会对肥胖的歧视与偏见。我们必须认识到，肥胖并不是一个人的过错，也不应该成为评价一个人的标准。尊重个体差异，摒弃偏见，是社会进步的体现。贾玲的成功减重，更像是一场对健康生活方式的大力倡导。她以自己的亲身经历告诉大家，健康比美貌更重要。在这个快节奏、高压力的社会中，越来越多的人忽视了健康的重要性。而贾玲的转变，是对这一现象的有力回击。她让我们明白，只有身心健康，才能拥有真正的美丽与自信。

对于那些仍在减肥道路上挣扎的人来说，贾玲是一个鼓舞人心的榜样。我们应该学会珍惜自己的身体，而不是一味地追求外界的审美标准。真正的美丽来源于内心的自信与力量，而这份力量来源于健康的生活方式和对自我的接纳与爱护。

在此背景下，政府和公共机构也应该发挥更大的作用。如学校和社会组织应该加强对青少年健康审美观念的培养，引导他们树立正确的价值观。同时，媒体也应该承担起社会责任，传播多元化的审美观念，减少对单一美追求的过度渲染。

【问题】

请问贾玲减重这一热点事件背后隐藏着哪些健康管理相关问题？

核心知识拆解

第一节 健康管理的概述

健康是一项基本的人权，是人民幸福的基础，也是现代化的重要指标。每个人生来都具有健康能力，就是能适应生活，也能战胜疾病。这种健康能力可通过锻炼获得并保持，可以比较、可以度量，也可以储备。

健康不是一成不变的，而是与疾病交替出现。所有生物体都可能会生病，都会经历生长、衰老与死亡的过程。健康不仅是与生俱来的，要想保持长时间的健康状态，是需要生物体在行动及思想上积极争取的，决不是依靠消极保养来的，这也是健康智慧。

健康是一种资源，不仅需要投入，更有效益与产出。个人的健康，包括生活状态和精神状况，不仅需要金钱来维持，有时还需要用汗水和毅力来维系。要获得高质量的健康，还需要科学、有效的管理。

一、健康管理的概念与内涵

在理论和实践层面，健康管理有狭义和广义之分。人们通常所谈及的是一种狭义上的健康管理，是以人们的健康需要为导向，通过对个体和群体健康状况及各种健康危险因素的全面监测、分析、评估及预测，向人们提供有针对性的健康咨询和指导服务，通过制订健康管理计划，协调个人、组织和社会行动，对各种健康危险因素进行系统干预和管理。其宗旨是更好地调动和整合个人、集体和社会的健康管理资源和行动，通过有效地计划、组织、协调和控制等管理活动来获取最大的健康效果。

广义的健康管理则是以现代健康观为指导，运用医学、管理学、政治学、经济学和社会学等多学科技术和管理手段，协调微观与宏观多个层面的健康维护和促进行动，通过对家庭、组织、社区、城市、国家、全球等范围内各种健康管理资源的充分调动、协调和整合，实现对群体健康危险因素及不良社会环境因素的监测、分析、评价和干预，通过推动健康组织、健康社区、健康城市等不同健康环境支持系统的建设行动，实现在所有环境中促进和改善健康的目标。

随着健康管理实践活动的不断深入，人们越来越认识到：如果忽略对宏观社会条件和结构因素的干预，个体、社区层面的健康管理行动就难以取得预期效果。WHO健康社会因素决定理论的提出，要求人们在重视微观生物、行为、生活方式等危险因素干预的基础上，更加重视对各种社会条件和结构性健康影响因素的干预和管理。

二、现代健康管理的新特点

由于多种因素的影响，以及健康管理自身的不断发展变化，健康管理呈现许多新的特点，不断认识和了解这些特点，有助于人们更好地开展健康管理活动。

1. 健康管理呈现多层次化，形成了多水平的健康管理系统 健康管理不再局限于微观个体管理，而是由微观、中观、宏观等多个层次的健康管理活动通过有机组合而形成的健康管理系统。其核心是对个体、群体的不良行为和生活方式的干预与管理；其基础是对家庭、单位、社区等人们生活和工作场所的健康问题及影响因素的综合管理；其支撑是对国家及全球范围内影响全体居民健康的宏观社会条件和结构因素的干预和管理。此外，不同层次的健康管理活动互为依托，相互影响和制约。个体的健康依赖其家庭和组织的健康，而家庭和组织的健康又在很大程度上依赖其生存的社区和城市甚至国家和全球的健康，反之亦然。

2. 健康管理的内容、对象和范围不断拓展　健康管理内容从患病后的被动治疗和管理，逐步发展到对各种健康危险因素的主动监测、干预和管理；从对个体不良行为和生活方式的管理逐步拓展到对各种健康社会决定因素的管理。管理对象从患者拓展到全人群，并关注对不同健康状态、不同生命周期人群的健康维护，以及长期动态管理。健康管理从关注健康结果转向关注对影响健康的自然、社会环境和条件的管理。WHO在《渥太华宪章》中提出，应重视人们居住、工作和生活场所的健康管理，因为他们与人们的健康密切相关。因此，创建各种健康支持性环境非常重要，只有通过大力倡导健康组织、健康社区、健康城市、健康生态等健康环境的创建行动，才能从根本上铲除滋生各种不良健康结果的土壤。

3. 健康管理手段日趋多样化　随着健康管理人群和范围的扩大，健康管理的策略和手段也发生了很大变化，健康管理所运用的手段从最初针对个体的临床医学和预防医学手段，到针对群体的公共卫生手段，后来又拓展到社会、经济、文化、政策、法律、制度等综合干预手段，健康管理越来越依赖专业技术之外的多种管理策略和手段，更重视技术手段与管理手段的有机结合。

4. 强调横向与纵向健康管理和协调机制的建立　现代健康管理重视和依靠卫生行政部门和专业医疗卫生机构在实施健康管理中的作用，并在此基础上，不断探索将健康目标和健康管理纳入所有部门的有效路径，期望通过跨部门协调一致的政策和策略行动，推动健康管理的有效开展。为实现这一目标，它强调横向、纵向健康管理行动的有机结合，致力于通过多种协调机制的建立推动合作管理的实现。

第二节　健康危险因素的概述

健康危险因素的概念是人们在认识疾病病因的过程中逐渐发展起来的。一些急性疾病、传染病和外伤等的危险因素多为单一因素，发现并管理这些危险因素，对疾病的防治有很大价值。但对于慢性病，则很难用单一的病因进行解释，如吸烟是肺癌的多个病因中的一个，因此一个经流行病学证实的慢性病危险因素就是病因的一个组成单位。由于慢性病病因复杂，因此评价其危险因素可作为研究慢性病病因学的一种方式和慢性病防治的组成内容。

一、健康危险因素的概念、特点和种类

（一）健康危险因素的概念

健康危险因素指能使疾病或死亡发生的可能性增加的因素，或者是能使健康不良后果发生概率增加的因素，包括环境、生物、社会、经济、心理、行为等因素。

（二）健康危险因素的特点

1. 潜伏期长，隐性危害大　危险因素作用于机体往往需要相当长的时间才能显示其危害作用，例如，吸烟可提高人群肺癌死亡率10倍以上，但需经过10年或更长时间才起作用，容易被忽视。又如高血压、脑卒中等心脑血管疾病的危险因素之一是不良的膳食结构（高盐、高脂肪饮食），这也需要长年累月的作用才能致病。潜伏期长，使疾病的危险因素不易确定，给疾病预防工作带来一定困难，但也

为其干预赢得了时间与机会。

2. 多因素联合作用，增强致病危险性 多种危险因素同时存在，可彼此诱发致病作用而明显增加其危害性。如吸烟者同时接触石棉和其他有害金属粉尘，肺癌的发病率比单纯吸烟者增加几倍至十几倍。又如冠心病的发病，有调查显示其与高胆固醇血症、高血压、肥胖和吸烟关系最为密切，4个因素同时存在者比只有1～2个因素者发病率要高，而对4个因素同时进行控制的干预效果更好。危险因素的联合作用特点，提示我们在临床预防工作中，应对各种健康危险因素进行综合干预。

3. 特异性弱 根据慢性病的病因学研究发现，疾病的发生往往与多种危险因素有关，而一种危险因素也可导致多种疾病发生。如吸烟可引起肺癌、口腔癌、食管癌、支气管炎、心脑血管疾病和胃溃疡等全身各系统疾病，而冠心病等心脑血管疾病的发生又与高脂肪、高热量、低纤维素饮食，以及吸烟、精神紧张、肥胖等多种因素有关。危险因素的广泛分布与混杂作用，在一定程度上表现出弱特异性，这也容易让人们忽视其健康危害。

4. 广泛存在 慢性病危险因素广泛存在于自然与社会环境中，且早已融入人们的日常生活，也已被大多数人所接受和习惯，因此，必须进行深入持久的健康教育和健康促进活动，使人们充分认识到各种危险因素的危害，并自觉地加以避免和清除，才能最终达到增进健康的目的。

（三）健康危险因素的种类

1. 环境危险因素 环境是人类社会赖以生存和繁衍的重要条件。环境中存在很多对健康有害的因素，包括自然环境危险因素和社会环境危险因素。

（1）自然环境危险因素：①生物性危险因素。自然环境中，影响健康的生物性危险因素有细菌、病毒、寄生虫、生物毒物等，是传染病、寄生虫病和自然疫源性疾病的直接致病原。②物理、化学性危险因素。自然环境中的物理性危险因素有噪声、振动、电离辐射等；化学性危险因素有各种生产性毒物、粉尘、农药、交通工具排放的废气等。

（2）社会环境危险因素：社会环境是人类生存及活动范围内的社会物质、精神条件的总和。一个社会的政治、经济、社会秩序，以及社会成员思想情绪的稳定程度构成了社会环境的稳定性。如果社会发展失衡，社会稳定性被破坏，导致社会矛盾加剧，将直接影响着社会成员的生活质量、幸福感和健康状况。如贫困导致社会成员受教育机会减少，在一定程度上造成他们的发展能力被剥夺，进一步导致其社会地位的低下，引起精神上的压抑、社会隔离、就业困难及生存压力等。

2. 心理、行为危险因素 心理因素以情绪为中介变量，影响人的神经、内分泌和免疫调节平衡，进而导致健康损害和疾病，成为影响健康的重要因素。心理因素还通过影响人的行为和生活方式等危害机体健康。

行为危险因素又称自创性危险因素，是由于人类不良的生活行为方式而导致的健康危害。随着疾病谱的改变，与不良行为生活方式密切相关的慢性病逐渐成为人类健康的主要威胁。

3. 生物遗传危险因素 随着分子生物学和遗传基因研究的发展，遗传特征、家族发病倾向、成熟老化和复合内因学说等都已经在分子生物学的最新成就中找到了生物遗传因素影响健康的客观依据。

4. 医疗卫生服务中的危险因素 指存在于医疗卫生服务系统中的，各种不利于保护并增进健康的因素，如医疗行为中开大处方、诱导过度和不必要的医疗消费；医疗程序中院内感染，滥用抗生素和激素；医疗服务中质量低下、误诊漏诊等都是直接危害健康的因素。

医疗资源的不合理布局，初级卫生保健网络的不健全，城乡卫生人力资源配置悬殊、重治疗轻预防的倾向和医疗保健制度不完善等都是可能危害人群健康的因素。

（四）健康危险因素的作用过程

1. 无危险阶段　这一阶段人们的周围环境和行为生活方式中不存在危险因素。预防措施是通过健康教育使人们认识危险因素的有害影响，保持良好的生产、生活环境和健康生活方式，以防止危险因素的发生。

2. 出现危险因素　随着年龄增长和环境改变，人们的生产、生活环境中出现了危险因素，但由于危险因素作用时间短暂及程度轻微，此时危险因素并无明显危害或其危害作用还不易被检出。此时进行环境因素检测或行为生活方式调查，能够发现危险因素的存在。

3. 致病因素出现　随着危险因素数量增加及作用时间延长，危险因素转化为致病因素，开始对机体产生危害作用，但由于人们机体防御机制的作用及致病因素的弱化，尚不足以导致疾病。如果及时采取干预措施，停止危险因素的作用，可阻止疾病的发生。

4. 症状出现　疾病已对人体造成可逆的形态、功能损害，用生理、生化的诊断手段可及时发现。此时的预防策略是通过筛检在正常人群中及时发现无症状患者，并予以早期诊断、早期治疗，可及时阻止危险因素的作用，使病程逆转而恢复健康。

5. 体征出现　症状与体征可并行或先后出现，此时患者能明显感觉自身异常而主动就医，但即使停止危险因素的继续作用，病程亦不可逆。只能采取治疗措施以改善症状和体征，推迟伤残和减少劳动能力的丧失。

6. 劳动力丧失　随着病程发展，症状加剧，患者逐渐丧失生活和劳动能力。此时是疾病进程的最后阶段，只能采取康复治疗，以提高生存质量。

二、健康危险因素评价

健康危险因素评价是从疾病自然史的第一阶段开始，即在疾病尚未出现时对危险因素及其对健康的影响进行评价，通过健康促进教育使人们保持健康的生活方式，防止危险因素的作用。在危险因素出现的早期，通过测定危险因素的严重程度，分析这些因素对健康可能造成的危害，预测疾病发生的概率，减少危险因素的危害，减少疾病的发生。可见，进行健康危险因素评价是一项最基本的、行之有效的预防慢性非传染性疾病的重要手段和措施。

（一）健康危险因素评价的概念

健康危险因素评价是一种评估个体健康风险的方法，它通过分析个体的年龄、生活方式、遗传因素、疾病史等因素，来预测个体未来患病的风险。

（二）健康危险因素评价的类型

评价年龄是根据年龄和死亡率之间的函数关系，按个体所存在的危险因素计算的预期死亡率水平求出的年龄。增长年龄是通过努力降低危险因素后可能达到的预期年龄。根据实际年龄、评价年龄和增长年龄三者之间的不同量值，健康危险因素评价结果可以区分为4种类型。

1. 健康型　被评价者的评价年龄小于实际年龄。

2. 自创性危险因素型　被评价者的评价年龄大于实际年龄，并且评价年龄与增长年龄的差值大。

3. 难以改变的危险因素型　被评价者的评价年龄大于实际年龄，但是评价年龄与增长年龄的差值较小。

4. 一般性危险型　被评价者的评价年龄接近实际年龄，死亡水平相当于当地的平均水平。

此外，健康危险因素评价的方法还有基于单一危险因素与发病率的相对危险性评价，以及基于多因素统计分析的风险模型评价。例如，美国的卡特中心和糖尿病协会采用相对危险性评价方法，而弗雷明汉（Framingham）冠心病模型则是一个基于多因素统计分析的风险模型评价的典型代表。

（三）健康危险因素评价的步骤

1. 资料收集　收集当地的死亡率数据（或患病率、发病率），以及被评价者的个体健康危险因素资料。选择对当地目标人群最具影响且明确的危险因素，通常选取 10～15 种疾病作为评价病种。

2. 资料分析　包括将危险因子转换为危险分数、计算组合危险分数、判断是否存在死亡危险、计算评价年龄、计算增长年龄、计算危险降低程度。

3. 确定危险因素　识别可能的风险因素。

4. 暴露程度的评价　评估被评价者暴露于特定危险因子的水平。

5. 剂量－反应评价　考虑危险因素与疾病之间的剂量关系。

6. 危险特征评价　根据危险因素的性质和数量，综合评估健康风险。

第三节　健康管理的内容、步骤和策略

一、健康管理的核心内容

1. 健康档案的建立　通过收集个人的基本信息，如年龄、性别、身高、体重、家族病史等，以及生活习惯、饮食习惯、运动情况等方面的数据，建立个性化的健康档案，为后续的健康管理提供基础数据。

2. 健康评估与监测　通过定期进行身体检查和疾病筛查，以及使用健康调查问卷等手段，评估个人的健康状况，监测健康风险因素的变化，及时发现潜在的健康问题。

3. 健康干预与指导　根据个人的健康评估结果和健康需求，提供个性化的健康干预措施和指导，包括饮食、运动、作息、心理等方面的建议，以及戒烟、限酒等生活方式的调整，帮助个人控制和管理健康风险。

此外，预防为主、个性化服务和全员参与也是健康管理的重要原则。①预防为主：指在保持身体健康的同时，通过科学的方法预防疾病的发生，强调预防为主，提高人们的健康意识，鼓励人们采取积极的健康生活方式。②个性化服务：指根据个体差异，为每个人提供定制化的健康服务，结合个人的生理特点、生活习惯、工作环境等方面进行综合评估，从而为每个人提供个性化的健康建议和服务。③全员参与：指健康管理需要全社会的参与和支持，不仅需要政府和医疗机构的力量，也需要企业和个人的积极参与，形成全员参与的良好氛围。

二、健康管理的基本步骤

1. 收集健康管理对象的个人健康信息　收集健康信息是为了了解管理对象的健康需要、识别存在的健康问题、查找健康危险因素，并对健康危险因素进行检测和分析。

2. 进行健康和疾病风险评估与预测、疾病预警　在收集健康信息的基础上，综合运用多种分析方法对管理对象的健康问题和健康风险进行分析和评估，预测管理对象在以后一段时间内发生某种疾病或

存在某种健康风险的可能性，制订健康管理和健康风险干预计划。

3. 实施健康干预 根据健康信息得出的健康风险评估结果，提出管理对象的健康改善策略与措施，制订个性化的健康促进计划及危险因素的干预处方。干预过程中，充分调动个人、家庭和社会的积极性，帮助其实施健康计划，通过生活方式干预、膳食营养指导、心理健康干预、运动干预、健康教育和指导等个性化干预措施的综合运用，实现促进管理对象健康改善的目的。

4. 进行干预效果评价 干预开始后，及时对健康干预的实施效果进行动态追踪，了解干预过程中存在的问题，评价计划和措施的实施效果，并对干预方案做进一步的调整与完善。

上述几个环节是一个长期的、连续的、周而复始的过程，只有长期坚持，才能收到预期的效果。

三、健康管理策略

1. 生活方式管理 该管理是致力于对人们不良行为和生活方式进行干预，运用科学的方法来指导和培养人们的健康习惯，改掉人们的不良健康习惯，建立健康的行为和生活方式，最大限度降低其健康风险暴露水平。1997年，美国加利福尼亚州的威玛研究所实施了"新起点的生活方式管理研究项目"，该项目主要通过对营养、锻炼、行为节制、接受阳光照射、呼吸新鲜空气、饮用足够清洁水、休息与建立信念等八方面的干预活动，来减少健康的风险。

生活方式管理的成败在很大程度上取决于被管理者对管理计划的参与和配合程度。因为不良的行为和生活方式不是短期形成的，而是人们经常性的、固定为习惯的一种生存方式，管理者不可能时时跟踪被管理者。因此，要强调个体对自身健康的责任，强调个体对自身健康实行自我管理的极端重要性。

生活方式管理的效果取决于如何使用行为干预技术来激励个体和群体的健康行为，行为改变干预技术主要包括教育、激励、训练和市场营销等方式。

2. 需求管理 该管理是通过向患者提供决策支持和自我管理支持来鼓励人们合理利用医疗服务。通过帮助患者进行健康维护及寻求适当的医疗保健，来控制健康消费的支出和改善患者对医疗保健服务的利用。

需求管理不是禁止或限制人们利用卫生服务，而是要减少人们利用不合理的和非必需的医疗服务，帮助人们更合理地利用医疗卫生服务来维护好自身的健康。需求管理主要通过为人们提供各种可能的信息支持、决策支持、行为支持以及其他方面的支持，来帮助其在正确的时间、地点，寻求恰当的卫生服务。来自美国相关研究的数据表明：70%的疾病与人们的生活方式管理有关，其中，43%的急诊服务、25%～65%的诊断性检验是没有必要的，这凸显了对患者进行医疗需求管理的必要性。

需求管理主要有两种实现方式：一种是通过对需方的管理来实现，另一种是通过对供方的管理来实现。①需方的管理：是通过指导和影响人们的卫生保健需求，帮助其作出理性的消费选择，以减少人们对那些临床上非必要且昂贵的医疗保健服务的使用。需方的管理重视患者的知识、观念、态度和偏好等因素对卫生服务利用的影响，因而强调对患者教育的重要性，鼓励患者在医疗服务利用决策中发挥积极主动作用。②供方的管理：是通过管理医疗保健服务供给的形式与途径等来实现的，如通过健康"守门人"的全科医生、将服务引导到费用相对低廉的社区卫生服务机构，并通过利用率评估等手段来控制不合理和过度的医疗服务需求。

3. 疾病管理 根据美国疾病管理协会的定义，疾病管理是一个协调医疗保健干预及与患者沟通的系统，它强调患者自我保健的重要性。疾病管理为改进医患关系和完善保健服务计划提供支撑，强调运用循证医学和增强个人能力的策略来预防疾病的恶化，从临床、人文和经济等方面对患者整体健康状况加以改善，进行动态评价。

疾病管理的内容包括：目标人群的筛选，循证医学的指导，协调医疗服务与其他辅助服务，患者的自我管理教育，关注疾病管理过程和结果的测量、评价及管理，定期报告与反馈。疾病管理与传统的单纯疾病诊疗不同，疾病管理中患者不应该是一个被动的受治者，而应该是疾病管理过程的主动参与者。疾病管理不是一次性的治疗活动，而是疾病和健康管理的连续性过程。它非常重视对疾病治疗措施和其他干预措施的协调管理。尽管不同疾病，疾病管理的内容各不相同，但一般都包括对患者进行相关教育，使其了解自身疾病的相关知识，鼓励患者合理用药，了解和关注服药症状，对患者的临床症状和治疗计划进行监测等内容。

4. 灾难性疾病管理 灾难性疾病通常指对健康危害十分严重或会导致巨额治疗费用的一大类疾病，如癌症、肾衰竭等。对这类疾病的管理本质上与疾病管理是一致的。灾难性疾病管理是专门为灾难性疾病患者及其家庭提供各种医疗服务，管理者往往面临高度专业化的疾病治疗和管理的挑战，因为这些疾病的治疗通常是一个长期和复杂的医学过程，同时，由于这类疾病的治疗费用通常非常昂贵，在治疗过程中往往会给患者及其家庭带来巨大的经济和心理压力。

此外，患者在患病后能否得到及时有效的治疗，又常常受到家庭、经济、保险等多方面因素的影响，这就注定了灾难性疾病管理比一般疾病管理更加复杂，且更加艰巨。灾难性疾病管理主要通过对患者及其家属的健康教育、制订综合疾病管理计划、鼓励患者自我管理，以及协调多学科及多部门的疾病管理行动，使灾难性疾病患者在临床、经济和心理上都能获得最优结果，以最大限度地满足患者的多重服务需要。

5. 残疾管理 其目的是减少工作地点残疾事故发生率，以及由此给人们带来的健康和经济损失。对雇主来说，残疾的真正代价是伤残带来的劳动力损失。因此，从雇主的角度出发，残疾管理是通过对不同伤残程度人员的积极管理，使残疾造成的劳动和生活能力下降的损失降至最小。

残疾管理的一项重要内容是找出工作场所中存在的、可能导致伤残发生的各种隐患，并通过职业健康教育和早期干预行动来预防或最大限度减低工作场所残疾发生的可能性，以确保工作环境的安全性；对已经发生的伤残事故，要确保受伤人员在伤害发生时能够得到及时有效的治疗。

此外，残疾管理还包括对已经伤残的人员提供及时的医疗和康复，以及其他必要的帮助和支持，并为其返回工作场所提供相应帮助。

残疾管理的具体内容包括以下几方面：预防伤残发生，防止残疾恶化，注重残疾人的功能性能力恢复而不仅仅是患者疼痛的缓解，制定衡量实际康复和返工的标准，详细说明残疾人今后行动的限制事项与可行事项，评估医学和社会心理学因素对残疾人的影响，帮助残疾人和雇主进行有效沟通，帮助残疾人尽早尽快恢复，重返工作岗位。

6. 综合人群健康管理 许多健康管理项目通常采用多种健康管理策略相结合的办法来满足人们多样化的健康管理需求（表8-1）。

表8-1 人群健康管理框架

角度	目标人群	健康管理项目目标	健康管理策略
雇主	雇员	降低费用和伤残，提高生产效率	生活方式+需求+残疾+灾难性病伤管理
保险机构	参保人群	降低费用，改善健康	需求+疾病+灾难性病伤管理
服务提供者	服务消费者	改进服务质量、效率、效果	生活方式+需求+疾病管理
患者	个人	满足多维健康需要，降低费用	自我照顾+生活方式+需求+病残管理
社会	公众	降低费用，改善健康，提高生产力	生活方式+需求+疾病管理

一般来说，雇主需要对雇员进行需求管理、伤残管理和大病管理，医疗保险机构和医疗服务机构除了需要开展疾病管理外，同样也需要运用其他的健康管理策略对其服务对象进行多重管理。随着健康管理理论和实践的不断深入和发展，对人群健康实施综合管理的作用越来越大。

知识拓展

健康管理产生的背景

健康管理（health management）概括来讲是指针对个体、群体生命全过程，以及健康和疾病不同状态的多样化需求提供全方位服务，并对其健康影响因素进行干预和管理等系列活动的统称。在这一概念产生之初，健康管理的内容主要围绕个体健康危险因素的测量、评价和管理等活动展开。随着健康管理研究和实践活动的不断拓展，其管理对象、内容、范围和管理手段开始向多方面拓展。

健康管理活动最早起源于美国、加拿大等国家开展的临床预防性服务，并伴随着一系列健康风险评估技术和方法的开发和运用而逐步发展起来。随着相关理论和实践活动的不断拓展，以及越来越多机构和部门的参与，健康管理受到了众多企业、保险公司、医疗机构及政府部门的重视，并借助于多种内外因素的推动而得到快速发展。

健康管理是在个体临床预防服务基础上发展起来的，因此对个体健康危险因素的评价和干预活动始终是健康管理的基础和核心内容之一。随着现代医学技术和管理信息技术的发展，健康管理越来越依赖现代生物医学和信息技术的运用，提供从生理、心理、社会等多维角度对个人和群体进行全面健康管理的健康保障服务。伴随人们对健康认识的不断深化，健康管理又在多方面内容上做了延伸和拓展，不仅重视对个体健康危险因素、行为和生活方式的干预，同时，也不断强化工作、生活环境，社区、城市、国家等层面的健康管理行动，探索对各种社会条件和结构影响因素进行干预的有效手段，进而从内容、层次、范围、方法、策略、手段等方面全方位推动了健康管理的拓展。

本章小结

教学课件

执考知识点总结

本章涉及的2019版及2024版公共卫生执业助理医师资格考试考点对比见表8-2。

表8-2　2019版及2024版公共卫生执业助理医师资格考试考点对比

单元	细目	知识点	2024版	2019版
健康管理	基本概念	（1）健康管理的概念	√	√
		（2）危险因素的作用过程	√	√
		（3）危险因素的特点与种类	√	√
	健康危险因素评价的方法和应用	（1）实际年龄、评价年龄、增长年龄的关系	删除	√
		（2）个体评价	删除	√
		（3）群体评价	删除	√
	健康管理的内容和策略	（1）健康管理的核心内容	√	√
		（2）健康管理策略	√	√

拓展练习及参考答案

（王天翼　蔡明春）

第九章　生命质量评价

学 习 目 标

素质目标： 树立正确的健康观。

知识目标： 掌握生命质量的概念；熟悉生命质量的构成、评价内容和应用；了解常用的测量工具。

能力目标： 通过本章的学习，具有开展生命质量评价的能力。

案例导入

【案例】

　　12岁的涵涵近2年来体重急剧增加，从58kg增至83kg。爱女心切的父母赶紧将孩子送到了医院。在内分泌科，经过简单评估后发现，涵涵身高159cm，但体重却达到了83kg，腰围95cm，体重指数（BMI）则为32，体脂率51%。

　　根据儿童生长发育曲线，12岁女孩BMI＞23即为肥胖，体脂率超过35%为重度肥胖，涵涵已达到重度肥胖的程度。基于这一现象，询问涵涵的一些生活情况。

　　情况描述：涵涵说，每次跟家里说要减肥时，家人总是说，这样挺好的，不用减了。当发现涵涵的体重开始偏高时，她的爸爸和奶奶不以为然地说："长身体的时候胖点有什么关系啊，长大了自然就会瘦掉的。"还说，"我们家人都胖，是遗传，只能这样了"。

　　医生建议家长调整孩子的三餐，控制孩子的零食时，家长不理解，他们觉得只要他家孩子能吃，就得让她吃。最终导致孩子体重严重失控。

【问题】

　　1. 涵涵的生命质量能交给家里人来评价吗？

　　2. 涵涵的超重问题会给她带来哪些困扰？

核心知识拆解

第一节　生命质量评价的概述

　　生命质量（quality of life），又称生存质量、生活质量，最初是一个社会学概念，是由加尔布雷斯

（J.K.Calbraith）在20世纪50年代提出的。生命质量技术可追溯到1949年，卡诺夫斯基（Karnofsky）和伯奇纳尔（Burchenal）用功能状况表对癌症患者的身体功能进行测定。1977年生命质量收入《医学主题词表》（MeSH）。1985年，美国食品药品监督管理局（Food and Drug Administration，FDA）开始在接受新药时，要求须同时提交药物对患者生存质量和生存时间影响的资料。1992年，《生命质量研究》（*quality of life research*）杂志出版。

一、生命质量与健康相关生命质量

（一）生命质量

有不少学者对生命质量从各自的专业角度理解，从而导致了生命质量的多样性和复杂性，其定义也多种多样。

Levi认为，生命质量是对个人或群体所感受到的躯体、心理、社会各方面良好适应状态的一种综合测量，而测得的结果是用幸福感、满意感或满足感来表示的。

Katz认为，生命质量是完成日常工作、参与社会活动和追求个人爱好的能力，是患者对生活环境的满意程度和对生活的全面评价，包括认知、情感和行为方面。

WHO给出的定义：生命质量是不同的文化和价值体系中的个体对与他们的生活目标、期望、标准，以及所关心事情有关的生活状态的体验。

生命质量的概念分为3个层次。第一层次：维持生存，保持身体完好，对象是患者。第二层次：强调生活得好，对象是一般人群，是社会医学、预防医学研究的主要内容之一。第三层次：在第一、第二层次基础上，还看重自身价值的实现和社会的作用。可见，生命质量是一个内涵丰富的概念，它包括许多内容，如个人的生理健康、心理素质、自立能力、社会关系、个人信念等，指的是人们对自己生活状况的感受和理解。对此概念的理解由于人们的文化和价值观念、生活目标、价值期望、行为准则及社会观念的不同而不同。生命质量是一种患者报告结果，区别于实验室检查、临床医生评价和照料者报告。患者报告结果指直接来自患者或患者群体的任何有关健康的报告，不仅包括生命质量，也包括治疗和保健的满意度、依从性和任何其他从患者或患者群体获得的与健康状况和治疗有关的感受。就个体而言，生命质量是被个体的主观概念和期望所过滤的健康状态。

（二）健康相关生命质量

20世纪70年代末，医学领域广泛开展了生命质量的研究工作，探索疾病及其治疗对生命质量的影响，形成了健康相关生命质量（heath related quality of life，HRQOL）。医学上研究生命质量，就是把生命质量和医学实践结合起来，这就形成了HRQOL。

HRQOL指在疾病、意外损伤及医疗干预的影响下，测定与个人生活事件相联系的主观健康状态和个体满意度。它研究的对象既包括患者又包括健康者，研究确定因素与变化因素之间的关系。

HRQOL的特点包括：①具有多维性。②以主观体验为主，测量的内容多为主观评价指标。③其内涵、测量和评价具有明显的文化依赖性。④多采用功能或行为术语来说明。⑤具有时变性。⑥既测量负向健康，又反映健康的积极方面。⑦既可揭示个体健康状况，又可用于反映群体健康水平的高低。

二、生命质量的构成

莫拉雷斯（Morales AJ）认为生命质量主要由下述4个方面组成：生理和职业功能（physical and

occupational function），心理状态（psychological state），社会互动状况（social interaction），经济状况或因素（economic status or factors）。

霍伦（Hollen）等认为生命质量的研究范围包括生理（physical）、功能（functional）、心理（psychological）、社会（social）与精神（spiritual）5个方面，见表9-1。

表9-1　霍伦的生命质量研究范围

生理	功能	心理	社会	精神
疾病症状	活动水平	情绪良好	社会关系	生活意义
治疗副作用	认知状态	情绪压抑	工作角色	宗教问题
症状感知	角色状态		业余休闲	
	性功能		财政状况	

WHO认为生命质量由下述6个方面构成：生理状况、心理状况、独立能力、社会关系、生活环境、宗教信仰与精神寄托。

第二节　生命质量评价的内容

生命质量评价是具有一定生命数量的人在一定时点上的生命质量表现，传统的精神测量或医学上的患病率指标已不能充分反映慢性病的结果，而生命质量却可以更综合地评价慢性病的影响。一般来说，生命质量评价的核心内容包括：生理状态、心理状态、社会功能状态、主观判断与满意度等4个维度。此外，除了上述4个方面的内容，还有一些生命质量评价量表是针对特殊人群或特定疾病制定的。要求评价内容敏感、可操作性强，所以评价内容的目标要根据研究的问题来制定，体现被评价对象的特征及其所关注的问题。这里主要介绍4个维度相关内容。

一、生理状态

生理状态是反映个体体能和活动能力的状态，一般包括活动受限、社会角色受限、体力适度3个方面。

（一）活动受限

活动受限是日常生活活动能力因为健康问题而受到的限制，包括3个层次。
1. 躯体活动受限　如屈体、弯腰、走路困难等。
2. 迁移受限　如卧床、不能自己上厕所、不能利用交通工具等。
3. 自我照顾能力下降　如不能自行穿衣、进食、洗澡等。
一般把穿衣、进食、洗澡、上厕所、室内走动等5项活动能力统称为基本日常生活活动能力，是康复评价最常用的指标。

（二）社会角色受限

人的社会角色表现为担当一定的社会身份、承担相应的社会义务、执行相应的社会功能。但是，健康问题常引起社会角色功能改变，包括主要角色活动的种类和数量受限、角色紧张和角色冲突等。社会角色受限是反映患者生命质量的一个综合性指标。

（三）体力适度

体力适度主要指个人在日常活动中所表现出的疲劳感、无力和虚弱感。很多疾病不会导致躯体活动受限，但可能会降低患者的体力。体力适度在不同的个体、不同的疾病阶段都是不一样的，也是一个相对的概念。

二、心理状态

疾病或异常状况会引起机体不同程度的心理变化，主要表现在情绪和意识上。测定情绪反应和认知功能是生命质量评价的重要内容。

（一）情绪反应

情绪是个体感知外界事物后所产生的一种体验，其反应是生命质量测量中最敏感的部分，包括正向的愉快、兴奋、满足和自豪等，负向的忧虑、压抑、痛苦和恐惧等情绪。

（二）认知功能

认知功能的范围较广，包括时间与地点的定向、理解力、抽象思维、注意力、记忆力，以及解决问题的能力等，它们是个体完成各种活动所需要的基本能力。认知功能的改变是渐进的过程，在生命质量测量中不属于敏感指标，是否纳入生命质量评价内容要依研究目的和研究对象来确定。

三、社会功能状态

社会功能状态主要包括社会资源和社会交往两个部分。

（一）社会资源

1. **不能直接被观察**　社会资源的测量是直接询问个体来进行的，也代表了个体对其人际关系充足度的评判，包括与能够倾听私人问题并提供实质性帮助和陪伴的亲友的联系。社会资源的质量只能由个体进行判断。

2. **可以被个体感受**　对社会资源感到满意的个体，往往感觉与别人"连线"或"接合"，可感受到被关照、关爱和需要。

（二）社会交往

根据交往的深浅程度，社会交往分为3个层次。

1. **社会融合**　指个体属于一个或几个高度紧密的社会组织，并以成员身份参与活动。
2. **人际交往**　即社会接触和社区参与，如参加集体活动和朋友、亲友之间的交往。
3. **亲密关系**　指个人关系网中最具亲密感和信任感的关系，如夫妻关系。

很多疾病和治疗都会给患者带来主观上和客观上的交往障碍，导致人们心理上出现孤独感和无助感，最终会导致社会支持力下降。

四、主观判断与满意度

主观判断与满意度反映了个体对健康状态的自我评判及需求，是生命质量评价的综合指标。

（一）自身健康和生活判断

自身健康和生活判断指个体对其健康状态、生活状况的自我评判，是生命质量评价的综合性指标，也是非常重要的指标。它既反映患者生命质量的总变化，也反映患者对未来生活的期望与选择。由于该指标是患者对健康状态及生活状况的自我判定，受较多因素影响，在生命质量测量中常常不敏感。

（二）满意度与幸福感

满意度与幸福感是健康需求满足程度的判断及综合的感觉。在生命质量评价中，满意度用来测定患者的需求满足程度，幸福感用来测定患者整体生命质量水平。

1. **满意度** 对待事件的满意程度，是人的有意识的判断。
2. **幸福感** 对全部生活事件的综合感觉状态，产生自发的精神愉快和活力感。

第三节 生命质量评价的测评工具

生命质量评价的核心是研制适宜的测评量表。目前已报道的生命质量测评量表有数百种，其适用对象、范围和特点各异。量表一般可分为普适性量表和特异性量表两大类。下面介绍一些较有代表性的量表。

一、普适性量表

（一）良好适应状态指数

卡普尔（Kaplan）于1976年提出包含主观生命质量指标的良好适应状态指数（quality of well-being scale，QWB/index of well-being，IWB）。该量表中，将死亡的生命质量设为"0"，功能与感觉的良好状态设为"1"，生命质量反映为1～0频谱时点状态。

QWB评价量表包括两个部分：第一部分是有关患者日常生活活动方面的内容，包括移动（MOB）、生理活动（PAC）和社会活动（SAC）三方面。第二部分包括21个症状及健康问题综合描述（CPX）。

根据上述内容，推算出对生命质量评价的综合计算公式：

$$生命质量（W）＝1＋（CPX）＋（MOB）＋（PAC）＋（SAC） \qquad 公式（9\text{-}1）$$

（二）36条目简明健康量表

36条目简明健康量表（the MOS 36-item short form health survey，SF-36）是在医疗结果调查表（medical outcomes study，MOS）的基础上，由美国波士顿健康研究所研制的。1991年，为了研究SF-36在其他国家的适用情况，便于多国临床试验和国际比较研究，由国际生命质量评价项目（IQOLA）发起，制定标准程序（翻译、性能测试、常模制定）。目前SF-36作为一种已被证实有较好信度、效度和可接受性的量表，已被世界许多国家所接受，已有超过60个国家的不同语言版本，并有10多个国家及地区根据自身人群的文化特征制定了适合其人群的常模，被广泛应用于普通人群的生命质量测定、临床试验效果评价及卫生政策评估等领域。

SF-36（表9-2）包括36个条目，分为8个维度，分别为生理功能（PF）、生理职能（RP）、躯体疼痛（BP）、总体健康状况（GH）、活力（VT）、社会功能（SF）、情感职能（RE）、精神健康（MH）。

表9-2　SF-36

1.总体来说，您认为您的健康状况　　①极好　②很好　③好　④一般　⑤差
2.与一年前相比，您如何评价您目前的健康状况？ ①比一年前好得多　②比一年前好一些　③与一年前差不多　④比一年前差一些　⑤比一年前差得多
健康和日常活动 3.以下这些问题是一些您可能在某一天要从事的日常活动，请问您目前的健康状况是否对您从事这些活动有限制？
（1）一些运动量较大的活动：如跑步、举重物、参加剧烈运动等 ①极大限制　②有点限制　③毫无限制
（2）运动量中等的活动：如移动桌子、打扫房间、做体操、打门球等 ①极大限制　②有点限制　③毫无限制
（3）拎起或带走物品：如买菜、购物等 ①极大限制　②有点限制　③毫无限制
（4）上几层楼梯　　①极大限制　②有点限制　③毫无限制
（5）上一层楼梯　　①极大限制　②有点限制　③毫无限制
（6）弯腰、屈膝、下蹲　　①极大限制　②有点限制　③毫无限制
（7）步行1km以上　　①极大限制　②有点限制　③毫无限制
（8）步行0.5km　　①极大限制　②有点限制　③毫无限制
（9）步行100m　　①极大限制　②有点限制　③毫无限制
（10）自己洗澡、穿衣　　①极大限制　②有点限制　③毫无限制
4.过去4周内，您的工作和日常活动有无因为身体健康的原因而出现以下这些问题？
（1）减少了工作或其他活动的时间　　①是　②不是
（2）本来想要做的事情只能完成一部分　　①是　②不是
（3）想要干的工作和活动的种类受到限制　　①是　②不是
（4）完成工作或其他活动困难增多（如需要额外的努力）　　①是　②不是
5.过去4周内，您的工作和日常活动有无因情绪的原因（如压抑或忧虑）而出现以下问题？
（1）减少了工作或活动的时间　　①是　②不是
（2）本来想要做的事情只能完成一部分　　①是　②不是
（3）做事情不如平时仔细　　①是　②不是
6.过去4周内，您的健康或情绪方面的问题在多大程度上影响了您的社交活动，如探亲访友？ ①完全没影响　②有一点影响　③中等影响　④影响较大　⑤影响极大
7.过去4周内，您身体疼痛的程度有多严重？ ①完全不痛　②很轻微的疼痛　③轻微疼痛　④中等程度的疼痛　⑤严重疼痛　⑥极严重的疼痛
8.过去4周内，身体的疼痛影响您的工作和家务吗？ ①完全没影响　②有一点影响　③中等影响　④影响较大　⑤影响极大

续　表

您的感觉

9.下面是有关您过去4周内的感觉和体验的问题，请选择一个与您的感受最接近的答案。

（1）过去4周内，您有多少时间感到生活充实？

①所有的时间　②大部分时间　③较多时间　④有时　⑤很少时间　⑥没有

（2）过去4周内，您有多少时间感到紧张？

①所有的时间　②大部分时间　③较多时间　④有时　⑤很少时间　⑥没有

（3）过去4周内，您有多少时间感到情绪极度低落，任何事都不能使您高兴？

①所有的时间　②大部分时间　③较多时间　④有时　⑤很少时间　⑥没有

（4）过去4周内，您有多少时间感到平静、安宁？

①所有的时间　②大部分时间　③较多时间　④有时　⑤很少时间　⑥没有

（5）过去4周内，您有多少时间感到精力充沛？

①所有的时间　②大部分时间　③较多时间　④有时　⑤很少时间　⑥没有

（6）过去4周内，您有多少时间感到情绪低落？

①所有的时间　②大部分时间　③较多时间　④有时　⑤很少时间　⑥没有

（7）过去4周内，您有多少时间感到筋疲力尽？

①所有的时间　②大部分时间　③较多时间　④有时　⑤很少时间　⑥没有

（8）过去4周内，您有多少时间是快乐的？

①所有的时间　②大部分时间　③较多时间　④有时　⑤很少时间　⑥没有

（9）过去4周内，您有多少时间感到疲倦？

①所有的时间　②大部分时间　③较多时间　④有时　⑤很少时间　⑥没有

（10）过去4周内，有多少时间身体健康和情绪问题妨碍了您的社交活动（如走亲访友）？

①所有的时间　②大部分时间　③较多时间　④有时　⑤很少时间　⑥没有

总体健康情况

10.请看下列每一条问题，哪一种答案最符合您的情况？

（1）我好像比别人容易生病

①绝对正确　②大部分正确　③不能肯定　④大部分错误　⑤绝对错误

（2）我跟周围人一样健康

①绝对正确　②大部分正确　③不能肯定　④大部分错误　⑤绝对错误

（3）我认为我的健康状况在变坏

①绝对正确　②大部分正确　③不能肯定　④大部分错误　⑤绝对错误

（4）我的健康状况非常好

①绝对正确　②大部分正确　③不能肯定　④大部分错误　⑤绝对错误

（三）WHO生存质量测定量表

WHO生存质量测定量表（WHOQOL）目前已经研制成的量表有WHOQOL-100和WHOQOL-BREF。

1. WHOQOL-100　该量表是在WHO统一领导下，自1991年开始，由20余个处于不同文化背景、不同经济发展水平的国家和地区的研究中心共同进行开发（300人以上/每个中心），1995年从236个条目组成的条目池中挑选出100个条目形成了WHOQOL-100。它覆盖了6个领域（生理领域、心理领域、独立性领域、社会关系领域、环境领域、精神支柱/宗教/个人信仰），24个方面，每个方面有4个条目（强度、频度、能力、评价），加4个关于总体健康状况和生存质量的问题，共计100个条目。

2. WHOQOL-BREF　该量表包含26个问题条目，各领域得分与WHOQOL-100相应领域得分具有较高的相关性：生理领域（1～7），心理领域（8～13），社会关系领域（14～16），环境领域（17～24），总的健康状况与生存质量（25～26）。

3. WHOQOL-100和WHOQOL-BREF中文版　中山医科大学卫生统计教研室受WHO和国家卫生健康委的委托，于1995年开始将量表翻译改造成中文版。

（四）欧洲生存质量测定量表

欧洲生存质量测定量表（EQ-5D）是欧洲生命质量组织发展起来的一个简易普适性生命质量自评量表，目前已有100多个正式的语言版本。

EQ-5D包括两部分。第一部分：应答者回答在移动性、自我照顾、日常活动、疼痛或不适、焦虑或压抑5个方面存在问题的程度。第二部分：应答者通过视觉模拟评分（visual analogue scale，VAS）来评估他们总的健康感觉。EQ-5D还可以运用到卫生经济学评价和人群健康调查。

二、特异性量表

特异性量表分为疾病特异性量表和特定人群的生命质量测定量表。疾病特异性量表包括反映癌症患者共性的核心量表QLQ-C30、癌症患者生活功能指数（functional living index-cancer scale，FLIC）等。

（一）癌症患者生活功能指数

1984年由加拿大WHO生存质量课题合作单位的希珀（H.Schipper）等研制开发。该量表共有22个条目，每个条目均分为七点级的Likert样评分量表，分属5个维度（方面）：生理适应与能力、情绪状况、社会生活能力、家庭状态、恶心症状。属于疾病特异性量表，适用对象是癌症患者，尤其是预后较好的癌症患者，全面描述了患者的活动能力、执行角色功能的能力、社会交往能力、情绪状态、症状和主观感受等。

（二）QLQ-C30

QLQ-C30由5个功能维度（躯体、角色、认知、情绪和社会功能）、3个症状维度（疲劳、疼痛、恶心呕吐）、1个总体健康维度和6个单一条目（呼吸困难、食欲减退、睡眠障碍、便秘、腹泻和经济状况）组成。每一个维度包含2～5个条目，整个量表共30个条目。在此基础上增加不同癌症的特异条目（模块）即构成不同癌症的特异性量表。该量表已多次改版。癌症患者生命质量测定量表QLQ系列是由针对所有癌症患者的核心量表（共性模块）QLQ-C30和针对不同癌症的特异性条目（特异模块）构成的量表群。

三、我国自主研制的量表

1. **中国人生活质量通用量表（QOL-35）**　由中国医学科学院阜外医院流行病学研究室研制。适用于我国一般人群的生活质量测评。

2. **癌症和慢性病患者生命质量测定量表系列（QLICP/D）**　由昆明医科大学公共卫生学院研制，该系列包括我国常见癌症和慢性病的生命质量测定量表。

3. **2型糖尿病患者生活质量量表（DMQLS）**　由中南大学流行病与卫生统计学系研制，该量表包含疾病、生理、社会、心理、满意度5个维度共87个条目。

第四节 生命质量评价的应用

近30年来，生命质量研究已经成为国际性研究热点之一。生命质量评价已广泛应用于社会的各个领域，成为评价不同医疗干预的临床试验的重要指标和手段。综合国内外生命质量的应用情况，生命质量的应用大体包括以下5个方面。

一、人群健康状况评价

1. 普通人群 使用普适性生命质量测评量表。测评目的在于了解一般人群的综合健康状况，或者作为一种综合的社会经济和医疗卫生指标来进行不同国家、不同地区、不同民族人群的生命质量和发展水平，以及对其影响因素的研究。SF-36、WHOQOL和EQ-5D都经常用于一般人群的健康状况评价。

2. 特殊人群 用生命质量的评价可以了解某些特殊人群的健康状况及其影响因素，可以有针对性地解决一些问题。如随着人口老龄化的发展，老年人问题愈显重要，针对老年人的功能状况所进行的生命质量评价研究，对推动老年疾病的研究发挥重要作用。

二、卫生服务效果评价

评价卫生服务效果的传统指标有死亡率、期望寿命等，但是近年来，不同疗法或干预措施对于患者功能和良好适应的影响，正在得到越来越多的关注。而生命质量评价指标既可作为国家和社区的卫生成果指针，也可用于监测小组患者或个体的动态变化。通过研究人群生命质量及其影响因素，可以帮助确定卫生工作的重点人群和重点措施。

三、临床治疗方案的选择

传统医学经常只将症状改善作为疗效的判定标准，临床医生在选择药物和治疗方案时，一般以医生的专业化知识和经验为基础，很少考虑患者的态度与想法。但有些疗法可能会对患者的生命质量产生很大的影响，通过生命质量评价可以帮助医生作出正确的选择，为治疗、预防、康复措施的比较与选择，提供新的参考依据。

例如，肢体肉瘤的治疗方法通常有两种，一是截肢，二是保留疗法并辅以大剂量的放射治疗。传统的观点认为，能不截肢尽量不截肢。但有学者通过对9名截肢和17名不截肢采取保留疗法的肢体肉瘤患者进行生命质量分析，发现两组患者的生命质量虽然在总体上没有差异，但在情绪行为、自我照料和活动，以及性功能等方面，保留疗法对患者的损害较截肢疗法更严重（表9-3）。其据此认为，以生命质量的观点来看，保留疗法并不优于截肢疗法，从减少复发的愿望出发应考虑截肢。

表9-3 肢体肉瘤患者截肢与保留方法的生命质量比较

评价内容	截肢	保留疗法	P
情绪行为	3.60	11.20	＜0.05
自我照顾和活动	2.45	24.50	＜0.01
性功能	0.40	3.50	＜0.01

注：低分表示生命质量较好。

四、卫生资源配置与利用的决策

（一）质量调整生存年

1. 概念　质量调整生存年是用生命质量来调整期望寿命或者是生存年数而得到的一个综合反映人群生命质量和生命数量的新指标。

2. 计算公式　质量调整生存年计算公式：

$$E = \sum Wk \times Yk \qquad \text{公式（9-2）}$$

式中，E为质量调整生存年，Wk为处于k状态的生命质量权重值，Yk为处于k状态的年数。

（二）效果评价

医疗干预的效果评价，通过接受某治疗和未接受该治疗的患者作配对研究（如比较临终关怀疗效来决策护理医院建设），便可比较相同生存时间内的生命质量的差异，其差值便是治疗带来的效果。

（三）成本/效用评价

西方医学界用每拯救1个质量调整生存年所需要的费用（成本）作为成本/效用指标（COST/QALY）。相同成本产生最大的QALY或相同QALY对应的最小成本就是医疗卫生决策的原则。例如，针对冠心病预防的成本/效用分析见表9-4。

表9-4　冠心病3种预防措施的成本/效用分析

措施	COST/QALY
戒烟	＜180美元
控制高血压	≤1700美元
控制血脂水平	≥1700美元

五、健康影响因素与防治重点的选择

作为一个健康与生活水平的综合指标，生命质量正在成为医学和社会发展的目标，对生命质量影响因素的探讨有利于找出防治重点，从而促进整体健康水平的提高。生命质量评价的应用，使健康和疾病测量发生了从物质到精神、从客观到主观的转变，生命质量评价充分反映了健康和疾病与人的生理、心理和社会之间存在着密切的关系。

生命质量能够从多维的角度反映个体与群体的健康和疾病状况，并能从正性和负性两个方面表现健康和疾病的积极和消极的因素。因此，在新的医学模式下，生命质量无疑是评价健康和疾病的重要的发展方向，在临床、预防、康复、基础医学、药物开发及卫生事业管理等众多医疗卫生领域都会有广阔的发展前景。

知识拓展

开展城市体检，治疗"城市病"

"城市病"是城市发展过程中产生的一些问题，不仅影响城市环境，还影响居民生活质量，所以有必要对城市开展"体检"工作。

什么是"城市体检"呢？城市体检是开展一系列评估工作，包括城市功能、环境质量、基础设施和社会经济活动等，主要是对城市交通、公共安全、环境保护、土地使用、房屋建设、公共服务等方面开展深入分析。开展城市体检，是实施城市更新行动的重要基础，只有科学准确地体检城市，才能精准把握"城市病"症状，才能够确保扎实、有序、有效和精准地开展城市更新工作，避免"头痛医头、脚痛医脚"。

2023年住房城乡建设部在《住房城乡建设部关于全面开展城市体检工作的指导意见》（以下简称《指导意见》）中设定了城市体检的60多项指标，涵盖住房、小区、街区、城区4个维度。同时，还鼓励各地结合实际情况，在基础指标之上增加地方特色指标。

2023年《指导意见》指出，城市体检要求各地以问题为导向，以群众反映强烈的难点、堵点、痛点问题为重点，包括对社区养老服务设施、婴幼儿照护服务设施、公共活动场所及文化活动中心等设施的配套不足、功能不完善及服务不到位等问题的识别。

通过"精细治理，对症下药"，把城市体检的成果作为编制城市建设年度计划和城市更新项目清单的重要依据，实施城市更新，切实改善城市环境，提高居民生命质量。

本章小结

教学课件

执考知识点总结

本章涉及的2019版及2024版公共卫生执业助理医师资格考试考点对比见表9-5。

表9-5　2019版及2024版公共卫生执业助理医师资格考试考点对比

单元	细目	知识点	2024版	2019版
生命质量评价	基本概念	（1）生命质量概念	√	√
		（2）生命质量的构成	√	√
	生命质量评价的内容和测评工具	（1）生命质量评价的内容	√	√
		（2）常用的测评工具	√	√
	生命质量评价的应用	生命质量评价的适用范围	√	√

拓展练习及参考答案

（段光容 王金勇 李丽娟）

第十章　社会卫生状况和社会卫生策略

学 习 目 标

素质目标： 培养服务社会的意愿，积极参与到社区卫生服务中，不仅提高个人卫生水平，还能够为社会卫生状况的改善做出积极贡献。

知识目标： 掌握社会卫生状况的概念、初级卫生保健的概念、原则和实施策略；熟悉社会卫生状况的指标、我国的社会卫生状况、新时期中国卫生与健康工作方针；了解社会卫生状况的评价及其意义、千年发展目标与可持续发展目标。

能力目标： 能够从多种渠道获取卫生信息，初步进行社会卫生状况的指标计算、资料分析，寻找主要的社会卫生问题。

案例导入

【案例】

《全国第六次卫生服务统计调查报告》主要结果如下。

一、农村居民县域内就诊超90%，居民卫生服务可及性提高

总体来看，分级诊疗制度实施效果显现。2018年，87.1%的居民在县域内医疗机构就诊，农村居民在县域内医疗机构就诊的比例超90%。居民主要的看病就医问题基本上能在县域内得到解决。

二、基本医保覆盖率达96.8%，医疗费用增长速度趋缓

调查地区基本医疗保险覆盖率达到96.8%，比2013年提高1.7个百分点，城市地区和农村地区居民基本医保参保率分别为96.1%和97.6%。

三、患者就医体验改善，重点人群健康管理改善

数据显示，城乡居民对门诊服务的总体满意度为80.0%，比2013年提高了3.5个百分点，患者就医体验好转。同时，城乡居民健康行为向好的方面转变。参加体育锻炼人群比例呈上升趋势，15岁及以上经常主动参加体育锻炼的人口比例为49.9%，与2013年相比增加22.1个百分点。

【问题】

开展社会卫生状况评价的意义是什么？

核心知识拆解

一、社会卫生状况的含义

社会卫生状况是社会医学的基本任务，系统分析社会现阶段的卫生状况特征、变化及发展趋势，可为制定卫生政策与策略、方针及措施提供重要参考基础。

二、社会卫生状况的主要评价指标

社会卫生状况指标主要包括人群健康状况指标和影响人群健康状况指标。人群健康状况受社会因素与自然因素的影响，依照WHO的健康概念，可从生理、心理、社会3个维度来测量，常用的测量人群健康状况的指标包括个体健康指标和人群健康指标。常用的评价影响人群健康状况指标有人口学指标、自然环境指标、人类发展指数、物质生活质量指数、卫生资源指标、健康行为指标等。

（一）个体健康指标

群体健康的基础是个体健康，因此，对个体健康状况的研究是医学研究的重要内容。从社会医学的角度介绍个体健康的指标，主要有生物学、心理学和社会学指标。

1. 生物学指标　一般选择反映机体整体状况、无创伤获取的指标，如身高、体重、头围、体重指数等，属于生长发育指标，还有一类指标是行为发展指标。人类的行为发展与健康也是紧密关联的，虽然存在个体差异，但也有一定的发展规律，也即到一定年龄，应有相应的行为和动作。例如，婴儿大致的运动行为发展：6月龄会侧卧翻身、9月龄会爬、15月龄会独走自如。婴儿的社会行为发展：2月龄自发微笑、3月龄见人会笑、4月龄认亲人、7月龄认生人。

2. 心理学指标　个体的心理发展及其特征很复杂，一般从智力、人格、情绪和情感几方面对个体心理健康状况进行评估。常用韦氏智力量表、明尼苏达多向人格问卷、A型行为模式问卷、焦虑自评量表等进行心理测量和心理症状评定。

3. 社会学指标　该指标主要是测量个人的人际关系、社会支持及行为模式等。

（1）人际关系：主要表现为亲密、疏远与敌对，可用人际关系指数来反映。人际关系是人们在交往过程中形成的心理上的关系或距离，它可以反映个体寻求满足其社会需求的心理状态。人际关系不同，人体及群体的情绪表现也不同，会影响其身心健康。

（2）社会支持：从社会心理学层面看，是一种社会行为，是在一定社会网络中，运用一定的精神和物质手段，对需要者进行帮助的行为总和。大量研究表明，个体获得的社会支持越多，越有利于其身心健康。

（3）行为模式：指行为活动在发生、进行及完成过程中的某固有方式，其形成过程与个体的社会化过程有密切联系。由于个体的社会环境差异，导致人类的行为模式存在很多差异，但就其是否健康可分为健康行为模式与不健康行为模式。典型的A型行为模式和C型行为模式属于不健康行为模式。

（4）生活方式：与人们的衣食住行、劳动、休息娱乐、社会交往及待人接物等有关，其内容非常广泛。生活方式既指人们的物质文化消费方式，也指在一定的历史时期与社会条件下，各民族、阶级及社会群体的生活模式，可以用生活丰度、生活频度、生活内容及生活态度等指标来评价。

（5）恩格尔系数：是19世纪德国统计学家恩格尔提出的，它是指居民家庭的食品支出总额占个人消费支出总额的比重。如果家庭恩格尔系数比值越大，说明该家庭越贫困。若推广到国家也一样，每个国民用于购买食物的支出比例大，说明这个国家贫穷。该系数呈下降趋势，说明国家越来越富裕。

（6）基尼系数：是20世纪意大利经济学家基尼提出的，是判断收入分配公平程度的指标，其取值范围在0～1，该指数越接近0，说明收入分配越趋向平等，反之趋向不平等。按照国际标准，基尼系数大于0.4表示收入差距较大，当达到0.6时，表示收入差异较悬殊。

（二）人群健康指标

人群健康状况是指整体的健康水平，也即居民健康状况。常用人口统计指标、疾病统计指标、人口死亡指标等来评价人群健康状况。

1. 人口统计指标　包括人群生、老、病、死的数量、结构等相关指标。

（1）人口数量：包括人口的绝对数和相对数，可以反映人群的健康状况，同时还可计算人口密度。

（2）人口结构：主要是指人口的年龄、性别、民族、职业与文化等构成。人口的年龄与性别对卫生服务具有重要意义。性别比反映人口性别结构是否平衡，年龄结构反映人口构成，包括少年儿童人口、劳动力人口、老年人口的比例构成。当60岁以上老年人口比例大于10%或65岁及以上老年人口比例大于7%，表明社会进入老龄化，我国已进入老龄化阶段。

（3）人口出生指标：出生率是最常用的一个指标，反映人口生育水平，是指某地区一定时期（通常为1年）内平均每千人所出生的活产数。第二指标为生育率，是一组人口生产与再生产的指标，包括育龄妇女生育率、分年龄别生育率、总和生育率、终生生育率等，反映妇女的生育强度。第三指标为人口增长指标，是评价人口数量变化的主要指标，即出生率与死亡率之差。

（4）人群生长发育指标：常用的指标有新生儿低体重百分比、低身高百分比、低体重百分比。

2. 疾病统计指标　与疾病发生和频度相关的指标包括发病率、罹患率、患病率、感染率等；与疾病构成和顺位有关的指标包括疾病构成比、疾病顺位；与疾病严重程度有关的指标包括病死率、生存率、治愈率、因病卧床日数、住院率等。

3. 人口死亡指标　常用的指标有死亡率（或称粗死亡率），标化死亡率，年龄别死亡率，以及居民死因构成、婴儿死亡率、5岁以下儿童死亡率、新生儿死亡率、围生儿死亡率、孕产妇死亡率、人均期望寿命等。

4. 综合性指标　是由2个或2个以上指标组成的复合型指标，常见的有减寿人年数、无残疾期望寿命、活动期望寿命、伤残调整生命年、健康期望寿命等。

（三）评价影响人群健康状况指标

1. 人口学指标　主要包括人口数量（如总人口数）、人口分布（如人口密度）、性别构成（如性别比）、年龄构成（如抚养比）、社会构成（如职业构成）、人口出生（如总和生育率）、人口自然增长（如出生率）、人口素质（如受教育程度）等。

2. 自然环境指标　主要包括年空气污染天数比例、公共场所卫生监督率、有毒有害作业点年监测覆盖率、自来水入户比例、二次供水点水监测合格率、垃圾管理合格率、卫生厕所普及率、每万人拥有公共厕所数、人均占有公共绿地面积、人均居住面积等。

3. 人类发展指数　人类发展指数涵盖经济收入、健康和教育3个方面，收入用实际人均国内生产总值（购买力评价美元）来衡量，平均期望寿命用出生时期望寿命来衡量，教育程度用成人识字率（2/3权重）及小学、中学、大学综合入学率（1/3权重）共同衡量。其计算公式：

$$人类发展指数 = （平均期望寿命指数 × 教育指数 × 收入指数）^{1/3}　　公式（10-1）$$

4. 物质生活质量指数　物质生活质量指数是衡量一个国家或地区居民的营养、卫生保健和教育水平的综合指标，突出强调了卫生与教育质量在社会经济发展中的作用，弥补了仅用国内生产总值指标的不足。物质生活质量指数大于80为高素质人口，物质生活质量指数小于60为低素质人口。其计算公式：

$$物质生活质量指数 = \frac{婴儿死亡率指数 + 1 岁的期望寿命指数 + 识字率指数}{3}　　公式（10-2）$$

5. 卫生资源指标　卫生资源指标反映一定时期、一定地区卫生人力、卫生经费、卫生设施等统计指标。其中，人力资源指标包括每千人口医师数、每千人口护士数、每千人口药剂师数等；卫生经费指标包括卫生总费用、人均卫生费用等；卫生设施指标包括千人口病床数、每千人口医疗机构数等。

6. 健康行为指标　包括有助于健康的行为指标（如体育锻炼率、平衡膳食率等）和危害健康的行为指标（如吸烟率和饮酒率等）。

三、社会卫生策略的概念

社会卫生策略是在全面了解社会卫生状况的基础上，为促进卫生发展和维护人群健康所制定的战略与政策、目标与指标、对策与措施。社会卫生策略既包括卫生领域的策略，如社区卫生服务的目标与措施，初级卫生保健的政策等，也包括卫生相关领域的策略，如制定与人群健康相适应的文化、政治、经济与教育等领域的措施。其目的是最大化利用现有的卫生资源，满足人群对健康的需求。

四、《"健康中国2030"规划纲要》

2016年10月25日，中共中央和国务院发布了《"健康中国2030"规划纲要》，这是我国首次在国家层面提出的健康领域中长期战略规划。

规划纲要突出"大健康"的发展理念，以维护人民健康为中心，全方位、全生命周期维护人民群众的健康。规划纲要联系长远与立足当前相结合，照顾到经济社会发展的各阶段目标。目标既明确又可操作，围绕健康水平、健康影响因素、健康服务与健康保障、健康产业、促进健康的制度体系等方面设置了一系列量化指标。

为实现规划目标，《"健康中国2030"规划纲要》从体制与机制改革、人力资源的建设、医学科技创新、信息化服务、法治建设和国际交流6个方面提出了保障战略任务实施的政策措施。

（一）战略目标

《"健康中国2030"规划纲要》提出健康中国"三步走"的目标。

（1）到2020年，建立覆盖城乡居民的中国特色基本医疗卫生制度，人群健康素养水平持续提高，健康服务体系完善高效，人人享有基本医疗卫生服务和基本体育健身服务，基本形成内涵丰富、结构合理的健康产业体系，主要健康指标居于中高收入国家前列。

（2）到2030年，促进全民健康的制度体系更加完善，健康领域发展更加协调，健康生活方式得到普及，健康服务质量和健康保障水平不断提高，健康产业繁荣发展，基本实现健康公平，主要健康指标进入高收入国家行列。

（3）到2050年，建成与社会主义现代化国家相适应的健康国家。

（二）基本原则

《"健康中国2030"规划纲要》以健康优先、改革创新、科学发展、公平公正为基本原则。

1. 健康优先 将健康摆在优先发展的战略地位，将促进健康的理念融入公共政策的制度与实施全过程中，加快形成有利于健康的生活方式、生态环境和经济社会发展模式，实现健康与经济的良性协调发展。

2. 改革创新 在政府主导下，坚持发挥市场机制作用，加快关键环节的改革与创新，形成有中国特色的、促进人群健康的制度体系。

3. 科学发展 在健康领域，坚持预防为主、防治结合、中西医并重，转变服务模式，构建整合型医疗卫生服务体系，推动健康服务的集约式发展，提升健康服务的水平。

4. 公正公平 以农村和基层卫生服务为重点，推动健康领域基本公共卫生服务均等化，逐步缩小城乡、地域及人群健康服务内容和服务水平的差异，促进健康公平化。

（三）战略主题

健康中国的战略主题是"共建共享，全民健康"。其核心是以人民健康为中心，通过政府主导，调动社会和个人积极参与，推行健康生活方式、改善生产生活环境、提升医疗卫生服务，推动人人参与、人人尽力、人人享有，最终实现全民健康的伟大目标。

（四）战略任务

健康中国的战略任务主要有以下5个方面：普及健康生活、完善健康保障、优化健康服务、建设健康环境、发展健康产业。

1. 普及健康生活 从健康促进入手，强调个体的健康责任，发展健康文化，提高全民的健康素养。第一，加强健康教育，将健康教育纳入国民教育体系中，加大学校健康教育的力度；第二，塑造自主自律的健康行为，引导合理膳食，开展限酒控烟，促进心理健康，减少不安全性行为和远离毒品；第三，提高全民身体素质，完善全民健身服务体系，开展广泛的全民健身运动，加强体医融合与非医疗健康干预，促进重点人群体育活动。

2. 完善健康保障 不断健全以基本医疗保障为主体、其他多种形式补充保险和商业健康保险为补充的多层次医疗保障体系；健全医保管理服务体系，全面推进在医保总额预算管理下的、复合式付费方式改革；积极发展商业健康保险，鼓励开发与健康管理服务相关的健康保险产品；完善药品供应保障体系，深化药品、医疗器械流通体制改革；完善国家药物政策，巩固完善国家基本药物制度，完善药品价格形成机制。

3. 优化健康服务 贯彻预防为主方针，强化覆盖全民的公共卫生服务，防治重大疾病，完善计划生育服务管理，推进基本公共卫生服务均等化；提供优质高效的医疗服务，完善医疗卫生服务体系，创新医疗卫生服务供给模式，提升医疗服务水平和质量；充分发挥中医药独特优势，提高中医药服务能力，发展中医养生保健治未病服务，推进中医药继承创新；加强重点人群健康服务，提高妇幼健康水平，促进健康老龄化，维护残疾人健康。

4. 建设健康环境 深入开展爱国卫生运动，加强城乡环境卫生的综合整治，创建更多健康城市和健康村镇；深入开展大气、水、土壤等污染防治，实施工业污染源全面达标排放计划，建立健全环境与健康监测、调查和风险评估制度，高效精准治理影响健康的环境问题；完善食品安全标准体系，加强食品安全风险监测与评估，健全从源头到消费全过程的监管格局；深化改革药品（医疗器械）评审与审批制度，完善国家药品标准体系，实施医疗器械标准提高计划，形成全品种、全过程的监管链条；

完善公共安全体系，强化安全生产和职业健康，促进道路交通安全，预防和减少伤害，提高突发事件应急能力，健全口岸公共卫生安全体系。

5. 发展健康产业　主要激发市场在非基本医疗卫生服务领域的活力。优化多元办医格局，优先支持社会力量开办非营利性医疗机构，推动非公立医疗机构向高水平、规模化方向发展；积极促进健康与养老、旅游、互联网、健身休闲、食品等相互融合，催生健康的新产业、新业态、新模式；引导发展专业的医学检验中心、医疗影像中心、病理诊断中心和血液透析中心等；积极发展健身休闲运动产业，引导社会力量参与健身休闲设施建设与运营；促进医药产业的技术创新和产业提升，实现医药工业的中高速发展和向中高端迈进。

五、《健康中国行动（2019—2030年）》

党的十八大以来，我国卫生及医疗水平得到了大幅度提高，居民的主要健康指标总体已优于中高收入国家的平均水平。但是，随着工业化、城镇化、人口老龄化的发展，以及生态环境、生活行为方式的变化，慢性非传染性疾病（如心血管疾病、癌症、糖尿病、肝炎、艾滋病等）已成为广大居民的主要死亡原因和疾病负担。为了积极应对当前存在于人民群众中的突出健康问题，努力使群众不生病或少生病，提高人民群众的生活质量，延长健康寿命，我国相关部门专门起草制定了《健康中国行动（2019—2030年）》发展战略。

《健康中国行动（2019—2030年）》是2019年6月底前由国家卫生健康委负责制定的。2019年7月9日，国务院成立健康中国行动推进委员会，负责统筹推进《健康中国行动（2019—2030年）》组织实施、监测和考核相关工作。

（一）《健康中国行动（2019—2030年）》的背景

以"大卫生、大健康"为理念，坚持预防为主、防治结合的原则，以基层为重点，以改革创新为动力，中西医并重，把健康融入所有政策，针对重大疾病和一些突出健康问题，聚焦重点人群，实施15个重大行动，组织政府、社会、个人协同推进，建立健全健康教育体系，促进以治病为中心向以健康为中心的转变，提高人民健康水平。

（二）《健康中国行动（2019—2030年）》的总体目标。

到2022年，覆盖经济社会各相关领域的健康促进政策体系基本建立，全民健康素养水平稳步提高，健康生活方式加快推广，心脑血管疾病、癌症、慢性呼吸系统疾病、糖尿病等重大慢性病发病率上升趋势得到遏制，重点传染病、严重精神障碍、地方病、职业病得到有效防控，致残和死亡风险逐步降低，重点人群健康状况显著改善。

到2030年，全民健康素养水平大幅提升，健康生活方式基本普及，居民主要健康影响因素得到有效控制，因重大慢性病导致的过早死亡率明显降低，人均健康预期寿命得到较大提高，居民主要健康指标水平进入高收入国家行列，健康公平基本实现，实现《"健康中国2030"规划纲要》相关目标。

（三）《健康中国行动（2019—2030年）》的主要内容

《健康中国行动（2019—2030年）》围绕疾病预防和健康促进两大核心，提出了15个重大专项行动。具体包括：健康知识普及、控烟、心理健康促进、心脑血管疾病防治、癌症防治等。

1. 健康知识普及行动　每个人是自己健康的第一责任人，对家庭和社会负有健康责任。普及健康知识，提高每个人的健康素养水平，是提高全民健康水平最根本、最经济、最有效的措施之一。健康知识普及行动面向个人及家庭的几项行动措施如下。

（1）正确认识健康：每个人都应该主动学习健康相关知识，养成健康的生活方式，自觉维护和促进自身健康，理解生老病死的自然规律，了解现有医疗技术的局限，尊重医学和医务人员，共同应对健康问题。

（2）养成健康文明的生活方式：健康的生活方式包括饮食有节、起居有常、动静结合、心态平和。积极参加有益的文体活动和社会活动。定期健康体检，关注并记录自身健康状况。有经消化道传播疾病的患者家庭提倡实行分餐制。文明的生活方式包括讲究个人卫生、爱护环境卫生、注意饮食卫生，勤洗手、常洗澡、早晚刷牙、饭后漱口，不与他人共用毛巾和洗漱用品，不随地吐痰，当咳嗽或打喷嚏时，用胳膊或纸巾遮掩口鼻。不吸烟，吸烟者尽早戒烟，少喝酒，不酗酒，拒绝毒品，无其他不良嗜好。

（3）关注健康信息：不断提高理解、甄别、应用健康信息的能力，优先选择卫生健康行政部门等政府部门及医疗卫生专业机构等正规途径提供的健康知识。遇到健康问题时，积极主动获取健康相关的信息。不断学习、了解、掌握、应用《中国公民健康素养——基本知识与技能》和中医养生保健知识。

（4）掌握必备的健康基本技能

1）会测量体温、脉搏、血压及血糖等。

2）能读懂食品、药品、化妆品、保健品的标签和说明书。

3）会识别常见的危险标识，如高压、易燃、易爆、剧毒、放射性、生物安全等标识，主动远离危险物。

4）积极参加逃生与急救培训，学会基本的逃生技能与急救技能。会拨打120急救电话寻求紧急医疗救助；当发生创伤出血量较多时，会立即止血与包扎；对疑似骨折的伤员不要轻易搬动；遇到呼吸、心搏骤停的伤病员，会进行心肺复苏操作；在抢救触电者时，首先应切断电源，切勿直接接触触电者；当发生火灾时，会拨打火警电话119，会用湿毛巾捂住口鼻而隔离烟雾，会低姿逃生。

5）能采取适宜的中医养生保健技术方法，开展自助式中医健康干预。有婴幼儿、老年人和残疾人的家庭成员应主动参加照护培训，掌握有关的护理知识和技能。

（5）科学就医：平时应主动与全科医生、家庭医生联系，遇到健康问题时，及时到正规的医疗机构就诊，早发现、早诊断、早治疗，寻求最佳治疗时机。根据病情和医生的建议，选择适宜的医疗机构就医，小病诊疗首选基层医疗卫生机构，大病根据具体情况到二级或三级医院就诊。治疗过程中遵医嘱，不轻信偏方，不相信"神医神药"。

（6）合理用药

1）按时、按量遵医嘱服用药物，用药过程中如有不适，需立即咨询医生或药师。

2）每次就诊时，应向医生或药师主动出示正在使用的药物记录和药物过敏史，避免重复用药或有害的药物相互作用等不良事件的发生。

3）服药前需检查药品有效期，不使用过期药品，及时清除家中过期药品。妥善存放药品，谨防儿童接触及误食。

4）正确选用保健食品，保健食品不能代替药品。

（7）营造健康的家庭环境：育龄夫妻应当优生优育，家庭成员互相提醒定期体检，爱老敬老，营造家庭和谐、邻里互助的新风尚。

2. 合理膳食行动　合理膳食是保证健康的基石。近年来，我国居民的营养健康状况虽有明显改善，但仍面临营养不足与营养过剩、营养相关疾病多发等问题。有研究发现，高盐、高糖、高脂等不健康饮食是引起居民肥胖、心脑血管疾病、糖尿病及其他代谢性疾病和肿瘤的危险因素，饮食风险因素所导致的疾病负担已达15.9%。每日少食用油、盐、糖的合理膳食，有助于降低肥胖、糖尿病、高血压、脑卒中、冠心病等疾病的患病风险。

（1）一般人群合理膳食要点：学习膳食营养知识，借助中国居民平衡膳食宝塔、平衡膳食餐盘等支持性工具，根据个人饮食习惯，合理搭配膳食种类，建议每天摄入12种以上食物，每周25种以上，包括谷薯类、蔬菜水果类、畜禽鱼蛋奶类、大豆坚果类等食物。不可生食的食材需煮熟后食用；生食蔬果等食品要洗净。生、熟食品需分开存放和加工。

日常用餐时宜细嚼慢咽，保持心情舒畅，食不过量，但也不必过度节食。少吃肥肉、腌制肉类和烟熏制品，少吃高盐和油炸食品，控制摄入添加糖。足量饮水，一般成人每天7～8杯（1500～1700ml），提倡饮用白开水或茶水，少喝含糖饮料；儿童青少年、孕妇及乳母不饮酒。

（2）超重与肥胖成年人群膳食要点：必须减少能量摄入，增加新鲜蔬果在膳食中的比重，适当选择一些富含优质蛋白质（如瘦肉、鱼、蛋白和豆类）的食物。有规律进食，不要漏餐，不暴饮暴食，七八分饱即可。避免食用油腻和油炸食品，少吃零食和甜食，不喝或少喝含糖饮料。

（3）贫血、消瘦等营养不良人群膳食要点：建议在合理膳食的基础上，适当增加摄入瘦肉类、奶蛋类、大豆和豆制品，保持膳食多样化，满足身体对多种营养素的需求；贫血可增加摄入含铁食物或者在医生指导下补充铁剂。

（4）孕产妇和家有婴幼儿的人群膳食要点

1）了解孕期及哺乳期妇女膳食要点和婴幼儿喂养等知识，特别关注生命早期1000天（从怀孕开始到婴儿出生后的2周岁）的营养。

2）孕妇多吃含铁丰富的食物，增加优质蛋白质及含维生素A的食物及海产品，选用碘盐，确保孕期铁、碘、叶酸等足量摄入。

3）尽量纯母乳喂养6个月，为6～24个月的婴幼儿合理添加辅食。

4）除了根据人群特点提供合理膳食指导，还应该注意以下细节：选择新鲜、卫生、当季的食物，按需购买食物，选购时会看标签，采取适宜的烹调方式，合理储存；在外就餐时，根据人数确定数量，集体用餐时采取分餐、简餐、份饭；提倡在家吃饭，与家人分享食物与亲情，传承和发扬我国优良饮食文化。

3. 全民健身行动 缺乏身体活动已成为慢性病发生的主要原因之一。"全民健身行动"主要对健康成人、老年人、单纯性肥胖患者，以及以体力劳动为主的人群，分别给出身体活动指导建议。比如：超重和肥胖人群，主要的运动方式应为全身主要肌群参与的长时间有氧运动，常见的有快走、慢跑、蹬车、游泳等。为保证足够的运动时间，运动强度不宜过大，有氧运动一般保持中小强度即可。若体重过大，走路等体重支撑运动有困难，可先选择骑自行车、游泳等运动。对于超重、肥胖人群来说，如果有家人陪伴或与朋友结伴运动，可保证足够的运动时间，健身效果更好。

对于血脂异常的人群，建议选择游泳、蹬车等有氧运动；选择水平外展、背桥体侧震动、夹球收腹等力量练习；选择胫骨前肌放松、臀大肌拉伸、三角肌前束拉伸等柔韧性练习。每周中等强度的有氧运动150分钟以上，对降低血脂十分有效，而每周运动300分钟效果更佳。在运动初期，应保证身体足够的恢复时间，当身体适应后，再逐渐增加运动时间和强度。

为推动全民健身运动，各级政府不仅制定全民健身条例，还筹措资金建设城市体育公园、体育场馆及足球场等，不定期举办各种形式的"全民健身"主题活动。

4. 控烟行动 烟草对健康的危害已成为当今世界最严重的公共卫生问题之一。为此，WHO制定了第一部国际公共卫生条约——《烟草控制框架公约》（以下简称《公约》）。我国于2003年签署《公约》，2005年经全国人民代表大会批准，2006年1月《公约》正式生效。我国现有3亿多吸烟者，迫切需要预防烟草危害。每年死于吸烟相关疾病的人数超过100万，死于二手烟暴露的人数超过10万。

控烟行动的目标：到2022年，15岁以上人群吸烟率低于24.5%，全面无烟法规保护的人口比例达到30%及以上；到2030年，15岁以上人群吸烟率低于20%，全面无烟法规保护的人口比例达到80%及以上；把党政机关建设成无烟机关，逐步在全国范围内实现室内的公共场所和工作场所及公共交通工具全面禁烟；对违法有关禁烟法律法规的商家、企业，依法依规实施联合惩戒，纳入社会诚信体系"黑名单"。深圳率先用立法形式进行控烟。1998年，出台了《深圳经济特区控制吸烟条例》，2014年和2018年两次修订《深圳经济特区控制吸烟条例》，将电子烟纳入控烟管理，禁烟场所增至九类。深圳已提前实现《"健康中国2030"控烟目标》。

5. 心理健康促进行动 我国当前正处于经济社会快速转型时期，竞争压力不断加剧，人们的生活节奏明显加快，个体的心理行为问题及其引发的社会问题日益凸显。促进心理健康，有助于改善公众的心理健康水平、提高公众的幸福感、促进社会心态的稳定和人际和谐、实现国家长治久安。心理健康促进行动主要内容概括为"二九九"，即两项行动目标，个人和家庭九项行动措施，社会和政府九项行动措施。

心理健康促进行动的目标是提升居民心理健康素养水平和减缓心理相关疾病发生的上升趋势。倡导个人和家庭维护心理健康的九项行动措施：一是提高心理健康意识；二是使用科学的方法缓解压力；三是重视睡眠健康；四是培养科学的运动习惯；五是正确认识常见情绪问题；六是出现心理行为问题及时求助；七是精神疾病治疗要遵医嘱；八是关怀理解精神疾病患者；九是关注家庭成员心理状况。这些行动强调家庭对个体心理健康的重要作用，鼓励家庭成员平等沟通交流，营造良好的家庭氛围。社会和政府促进心理健康的九项行动措施：一是加强心理健康知识普及；二是构建心理服务网络；三是完善心理健康工作人员培养与使用机制；四是强化严重精神障碍患者综合管理服务；五是规范发展心理危机干预和心理援助；六是医疗机构提升服务能力；七是强化精神卫生医疗机构职责；八是各行各业开展心理健康服务；九是开展重点人群心理健康服务。

6. 健康环境促进行动 健康环境是人民群众健康的重要保障，包括自然环境和社会环境。健康环境促进行动面向个人及家庭的倡议内容有以下六条行动措施。

（1）提高环境与健康素养：主动学习环境与健康素养基本理念、基本知识和基本技能，遵守生态环境行为规范，提升生态环境保护意识、健康防护意识和能力。

（2）自觉维护环境卫生，抵制环境污染行为：家庭成员养成良好环境卫生习惯，及时、主动开展家庭环境卫生清理。及时清理并实施垃圾分类，主动将固体废弃物（废电池、废日光灯管、废水银温度计、过期药品等）投放到指定回收地点及设施中，减少污染物在环境中扩散。尽量避免焚烧垃圾秸秆，少放或不放烟花爆竹，减少烟尘排放；发现污染生态环境的行为，应及时劝阻或举报。

（3）倡导简约适度、绿色低碳、益于健康的生活方式：少购买使用塑料袋、一次性发泡塑料饭盒、塑料管等易造成污染的用品，少购买过度包装产品，不跟风购买更新换代快的电子产品，尽量购买耐用品，养成自带购物袋、水杯等习惯。适度使用空调，冬季设置温度≤20℃，夏季设置温度≥26℃。及时关闭电器电源，减少待机耗电。坚持低碳出行，多使用共享交通工具，优先步行或骑行。

（4）关注室或车内空气污染

1）使用绿色标志的装饰装修材料、家具及节能标识的家电产品。新装修的房间要定期通风换气，减少室内空气污染。

2）提倡使用清洁能源进行烹饪及取暖。

3）烹饪过程中，提倡使用排气扇、抽油烟机等设备。

4）定期清洁家中饲养的宠物及宠物用品，及时倾倒生活垃圾，避免滋生微生物。

5）根据天气变化和大气质量适时通风换气，大气重度污染时应关闭门窗，减少空气流通，有条件的建议安装和使用空气净化装置或新风系统。

6）选购排量适宜的汽车，不进行非必要的车内装饰，注意通风并及时清洗车用空调系统。

（5）重视道路交通安全：遵守交通法规，不断增强交通出行规则意识、安全意识和文明意识，不疲劳驾驶、超速行驶、酒后驾驶，具备一定的应急处理能力。正确使用安全带，根据儿童年龄、身高和体重合理使用安全座椅，减少交通事故。

（6）预防溺水：不在天然水域游泳，下雨时不在室外游泳，选择管理规范的游泳场所游泳。下水前认真做准备活动，避免下水后发生肌肉痉挛等问题。在水中避免打闹、跳水等危险行为。儿童避免靠近危险水域，游泳时，要有成人带领或有组织地进行。不将儿童单独留在卫生间、浴室、开放的水域边。

7. 妇幼健康促进行动　随着生育政策的调整，生育需求逐步释放，高危孕产妇比例有所增加，保障母婴安全的压力增大。新时期妇幼健康面临的新挑战有出生缺陷、生育全程服务覆盖不广泛、宫颈癌和乳腺癌高发态势仍未扭转、儿童早期发展亟须加强、妇女儿童健康状况在城乡之间与区域之间存在差异，妇幼健康服务供给能力不足等。为保护妇女儿童健康权益，促进妇女儿童健康全面发展、维护生殖健康，实施妇幼健康促进行动，有助于从根本上提高国民健康水平。

妇幼健康促进行动的目标：到2022年和2030年，婴儿死亡率分别控制在≤7.5‰和≤5‰；5岁以下儿童死亡率分别控制在≤9.5‰和≤6‰；孕产妇死亡率分别下降到18/10万及以下和12/10万及以下；产前筛查率分别达到≥70%和≥80%；新生儿遗传代谢性疾病筛查率达到≥98%；新生儿听力筛查率达到≥90%；先天性心脏病、唐氏综合征、耳聋、神经管缺陷、地中海贫血等严重出生缺陷得到有效控制；7岁以下儿童健康管理率分别达到＞85%和＞90%；农村适龄妇女宫颈癌和乳腺癌（以下简称"两癌"）筛查覆盖率分别达到≥80%和≥90%。

适龄人群应主动学习出生缺陷防治和儿童早期发展相关知识；主动接受婚前医学检查和孕前优生健康检查；倡导6个月以内的婴儿纯母乳喂养，为6个月以上婴儿适时添加合理辅食。

妇幼健康促进行动面向个人和家庭的五大健康倡议：一是积极准备，孕育健康新生命；二是定期检查，保障母婴安全；三是科学养育，促进儿童健康成长；四是加强保健，预防儿童疾病；五是关爱女性，促进生殖健康。同时，还提出了面向社会和政府的十项工作措施：一是完善妇幼健康服务体系；二是优化生育全程服务；三是加强婚育指导、避孕服务和女职工保护；四是开展孕前保健和产前筛查服务；五是保障母婴安全；六是加强新生儿疾病筛查和救治；七是做实0～6岁儿童健康管理；八是加强儿童早期发展服务；九是防治妇女儿童常见疾病；十是开展妇幼健康中医药服务。

8. 中小学健康促进行动　中小学生正处于成长发育关键时期。加强中小学生健康促进，增强青少年的体质，是促进其全面发展的重要内容。此外，随着年龄的增长，中小学生的自我意识逐渐增强，认知、情感、意志、个性发展逐渐趋于成熟，其人生观、世界观、价值观也逐渐形成。因此，有效保护、积极促进中小学生的身心健康具有重大意义。

我国各年龄阶段学生肥胖检出率、视力不良等持续上升，健康促进活动中倡导保证中小学生充足的体育活动，减少久坐和视屏（观看电视，使用电脑、手机等）时间。课间休息，离开座位，适量活动。每天累计至少1小时中等及以上强度的运动，培养终身运动习惯。保持正确的读写姿势，在采光良好、照明充足的环境中进行读写。连续读写时间不宜超过40分钟。避免在走路、吃饭、躺卧时，在晃动的车厢内，在光线暗弱或阳光直射下看书或使用电子屏幕产品。自觉视力发生明显变化时，及时告知家长和教师，尽早到眼科医疗机构检查和治疗。同时，注意中小学生营养供给，规律三餐，做到营养合理、膳食平衡，适当加餐、健康零食。足量饮水，首选白开水，少喝或不喝含糖饮料。自我监测身高、体重等指标，科学应对心理健康，学会积极暗示，适当宣泄，增强辨别互联网信息真伪的能力，主动控制上网时间，抵制网络成瘾。

9. 职业健康保护行动　我国是世界上劳动人口最多的国家，接触职业病危害因素的人口数约2亿。根据国家卫生健康委提供的数据，近年来，全国新发职业病确诊病例呈下降趋势，2022年全国报告的新发职业病病例数比2019年下降40%。但新的职业健康危害因素不断出现，疾病和工作压力导致的生理和心理问题已成为亟待应对的职业健康新挑战。《国家职业病防治规划（2021—2025年）》中提出：到2025年，建立更加完善的职业健康治理体系，职业病危害状况得到明显好转，明显改善工作场所劳动条件，进一步规范管理劳动用工和劳动工时，有效控制尘肺病等重点职业病，不断提升职业健康服务能力和保障水平。

职业健康保护行动面向个人的九大健康倡议：一是倡导健康工作方式；二是树立健康意识；三是强化法律意识，知法、懂法；四是加强劳动过程防护；五是提升应急处置能力；六是加强防暑降温措施；七是长时间伏案低头工作或长期前倾坐姿职业人群的健康保护；八是加强教师、交通警察、医生、护士等以站姿作业为主的职业人群的健康保护；九是加强驾驶员等长时间固定体位作业职业人群的健康保护。

10. 老年健康促进行动 我国是世界上老年人口最多的国家，老年人整体健康状况不容乐观，约1.8亿老年人患慢性病，患一种及以上慢性病的比例高达75%。开展老年健康促进行动，提高老年人健康水平，改善老年人生活质量，对实现健康老龄化具有重要意义。

老年健康促进行动的目标：到2022年和2030年，65～74岁老年人失能发生率有所减少；65岁及以上人群老年期痴呆患病率增速降低；二级以上综合性医院设老年医学科比例分别达到≥50%和≥90%；三级中医医院设置康复科的比例分别达到75%和90%；养老机构以不同形式为入住老年人提供的医疗卫生服务比例、医疗机构为老年人提供挂号就医等便利服务绿色通道比例均达到100%；加强社区日间照料中心等社区的养老机构建设，为居家养老提供依托；逐步建立支持家庭养老的政策体系，支持成年子女与老年父母一起生活，推动夯实居家社区养老服务的基础；提倡老年人知晓健康核心信息；老年人参加定期体检，经常监测呼吸、脉搏、血压、大小便情况，接受家庭医生团队健康指导；鼓励和支持老年大学、老年活动中心、基层老年协会、有资质的社会组织等为老年人组织和开展健康活动；鼓励并支持社会力量参与、兴办居家养老服务机构。

11. 心脑血管疾病防治行动 我国现有高血压患者2.7亿、脑卒中患者1300万、冠心病患者1100万。2023年，国家卫生健康委、国家发展改革委等14部门联合发布了《健康中国行动——心脑血管疾病防治行动实施方案（2023—2030年）》（以下称《实施方案》）。《实施方案》中提到：到2030年，建立覆盖全国的心脑血管疾病综合防控和早诊早治体系；进一步改善各级医疗卫生机构的心脑血管疾病防治能力和质量，显著提升人民群众心脑血管相关健康素养，较大程度突破心脑血管疾病防治技术；有效控制心脑血管疾病发病率及危险因素水平上升趋势，将心脑血管疾病死亡率降低到190.7/10万以下，30岁及以上居民高血压知晓率达到65%，18岁及以上居民糖尿病知晓率达到60%。

有专家表示，心脑血管疾病的危险因素和疾病基础一致，"同防"可以更好提高一级预防的效果，"同治"则可以降低患者救治难度和危险性，使共患病患者治疗效果更好。《实施方案》中明确指出，要控制危险因素，降低发病和死亡风险，强化关口前移，创新心脑血管疾病的同防同治路径。方案还提出，加大基层医疗机构血压、血糖、血脂的"共管"力度。到2030年，高血压和糖尿病患者的基层规范管理服务率均达到70%，治疗率和控制率持续提高，35岁以上居民年度的血脂检测率达到35%

12. 癌症防治行动 专家表示，癌症是一类可防可控疾病，大约40%的癌症可通过控制癌症危险因素、改变生活方式等避免。我国每年新发癌症病例人数约380万，死亡人数约229万，发病率和死亡率呈逐年上升趋势。《健康中国行动——癌症防治实施方案（2019—2022年）》已取得显著成效：基本建成三级癌症综合防治网络，全民健康生活方式行动在县区覆盖率超过90%，乳腺癌和宫颈癌筛查区县的覆盖率超过90%，总体癌症5年生存率从2015年的40.5%上升到2022年的43.7%。《健康中国行动——癌症防治行动实施方案（2023—2030年）》的主要目标：到2030年，进一步完善癌症防治体系，显著增强综合防控危险因素、癌症筛查和早诊早治能力，稳步提升规范诊疗水平，遏制癌症发病率、死亡率上升趋势，总体癌症5年生存率达到46.6%，有效控制患者疾病负担。

13. 慢性呼吸系统疾病防治行动　我国40岁及以上人群慢性阻塞性肺疾病患病率为13.6%，患者总数约1亿。慢性呼吸系统疾病防治行动的目标：到2022年和2030年，70岁及以下人群慢性呼吸系统疾病死亡率≤9/10万和≤8.1/10万。

慢性呼吸系统疾病防治行动面向个人的五大健康倡议：①关注疾病，早期发现。②注意防护危险因素。③注意预防感冒。④加强生活方式的干预。⑤哮喘患者应避免接触过敏原和各种诱发因素。

14. 糖尿病防治行动　近年来，糖尿病呈低龄化、病程长、多并发症和医疗消耗大等特点。随着人口老龄化的加剧，糖尿病表现出更大健康危害。相关数据显示，我国是全球糖尿病患病率增长最快的国家之一，糖尿病患病率已达12.8%，糖尿病患者人数超过1.4亿，糖尿病前期人群约1.5亿。

糖尿病防治行动面向个人和家庭的五大健康倡议：①全面了解糖尿病知识，关注个人血糖水平。②降低发病风险。③糖尿病患者加强健康管理。④注重膳食营养。⑤科学运动。其具体目标是到2022年和2030年，糖尿病患者规范管理率分别达到≥60%和≥70%。

15. 传染病及地方防控行动　近年来，我国的传染病疫情总体形势稳中有降，但防控形势依然严峻。性传播成为艾滋病主要传播途径，由高危险行为人群向一般人群扩散，影响因素复杂且范围广，干预难度大，但重点地区艾滋病疫情快速上升的势头已被有效遏制，总体控制在低流行水平。现有慢性乙肝患者约2800万例，慢性丙肝患者约450万例，每年新发结核病患者约90万例，但其发病率从2015年的65/10万下降至2022年的52/10万，死亡率维持在较低水平。麻疹、乙脑、流脑等多种疫苗可预防的传染病发病率降至历史最低水平。棘球蚴病等重点寄生虫病仍严重威胁流行地区居民健康。地方病的流行区域广、受威胁人口多，40%的县有1种地方病，22%的县有3种以上的地方病，血吸虫病流行县全部达到传播控制标准，疟疾消除已通过WHO认证。

（四）《健康中国行动（2019—2030年）》的主要指标

《健康中国行动（2019—2030年）》的主要指标共124项，包括：每日食用盐摄入量≤5g；每日食用油摄入量25～30g；每日糖摄入量≤25g；每日蔬菜和水果摄入量≥500g；每日摄入食物种类≥12种；成人体重指数维持在18.5≤BMI≤24；至少有1项运动爱好/掌握一项传统运动项目；参加至少1个健身组织，每天中等强度的运动至少半小时；个人尽早戒烟，创建无烟家庭；每日成人平均睡眠时间7～8小时；积极实施垃圾分类并及时处理；简约绿色装饰，做好室内油烟排放；能识别常见的危险标识、化学安全标签及环保图形标志；中小学生每天在校外接触自然光时间≥1小时；小学生、初中生、高中生每天睡眠时间分别≥10小时、9小时、8小时；中小学生非学习目的的使用电子屏幕产品单次不超过15分钟，每天累计不超过1小时；个人定期记录身心健康状况；掌握基本中医药健康知识、急救知识和技能；接受婚前医学检测和孕前检查；0～6个月婴儿纯母乳喂养；40岁以下血脂正常人群每2～5年检测1次血脂；40岁以上人群每年检测1次血脂、心脑血管疾病高危人群每6个月检测1次血脂；40岁以上人群每年至少检测1次空腹血糖，糖尿病前期每6个月检测1次空腹或餐后2小时血糖；40岁以上人群或慢性呼吸系统疾病高危人群每年检查肺功能1次；癌症高危人群定期参加防癌体检；认识疫苗对防御疾病的作用，积极接种疫苗；咳嗽、打喷嚏时用胳膊或者纸巾遮掩口鼻子；正确文明吐痰。

（五）《健康中国行动（2019—2030年）》的基本路径

1. 普及健康知识　根据不同人群健康特点，开展有针对性健康教育与促进，让健康知识、行为和技能成为全民普遍具备的素质和能力，实现人人具有健康素养。

2. 参与健康行动　树立每个人是自己健康第一责任人的理念，激发居民热爱健康、追求健康的热情，养成符合自身及家庭特点的健康生活方式，通过合理营养与平衡膳食、科学运动、戒烟限酒、保持心理平衡，实现健康目标。

3. 提供健康服务 积极推动健康服务供给侧的结构性改革，加强医疗保障政策与公共卫生政策衔接，通过完善防治策略、制度安排和保障政策，提供融"预防、治疗、康复、健康促进"为一体的连续系统性服务，提升健康服务的公平性、可及性、有效性，实现早诊早治早康复。

4. 延长健康寿命 鼓励和引导单位、社区、家庭、居民个人行动起来，强化跨部门协作，对人群的主要健康问题及影响因素采取有效干预，形成政府积极主导、社会广泛参与、个人自主自律的良好局面，持续提高健康的预期寿命。

六、全球卫生策略

全球卫生策略是针对全球面临的主要卫生问题所制定的策略，主要包括21世纪人人享有卫生保健与初级卫生保健、全球健康城市策略、千年发展目标与可持续发展目标等。

（一）21世纪人人享有卫生保健

在第51届世界卫生大会上，WHO各成员国发表了"21世纪人人享有卫生保健"的宣言，重申了人类对健康的平等权利、义务和共同责任，指出在改善各国人民健康方面应减少社会和经济的不公平现象。宣言还强调：增进人民健康和幸福是社会与经济发展的最终目的。

1. 主要内容 ①重申健康是每个公民的一项基本人权，每个公民都有相同的权利、义务和责任来获得最大可能的健康。②人类的健康水平提高和幸福，是社会经济发展的终极目标。

2. 政策基础 ①健康是人类发展的中心。弱势人群的健康状况是衡量健康公平性和卫生政策正确性的重要指标，一个社会的健康状况能够对社会问题起到预警作用。②卫生系统的可持续发展。要求卫生系统对个体的一生健康和社会需求作出反应。其改革既不能超前，也不能滞后，必须与整个国家的改革有机地结合。

3. 总体目标与具体目标

（1）总体目标：①同时提高人群平均期望寿命和生活质量。②在国家内部和国家之间改善健康的公平程度。③卫生系统可持续发展，保证人民利用这一系统所提供的服务。

（2）具体目标：①到2005年，在各国内和国家间确定并实施健康公平性评估；各成员国制订具体的行动计划，并开始实施和评估。②到2010年，消灭麻风病；全体居民获得终生的综合、基本、优质的卫生服务；建立适宜的卫生信息系统；实施政策研究和体制研究的机制。③到2020年，确定孕产妇死亡率、婴儿死亡率、5岁以下儿童死亡率和平均期望寿命的具体目标；全球疾病负担大大减轻，与结核病、艾滋病、烟草、暴力相关的发病和残疾上升趋势得到控制；消灭麻疹、丝虫病和沙眼；加强部门间行动的协调能力，重点在安全饮用水、环境卫生、营养和食品卫生，以及住房环境方面；社区建立综合健康行为促进计划并予以实施。

4. 实施策略 WHO建议的4项重大行动：①与贫困做斗争，采取卫生干预措施，打破贫困和不健康的恶性循环。②在所有的环境中促进健康，通过社会行动促进生活、工作、娱乐和学习所需的环境健康。③部门间的协调、协商和互利。卫生部门要敏感地意识到各个部门的动机，以便与之协调，实现在促进人类健康目标上的一致性。④将卫生列入可持续发展规划。要使健康成为可持续发展的中心内容，在可持续发展计划中优先考虑，使当代和后代受益。

（二）初级卫生保健

初级卫生保健是在1978年WHO的《阿拉木图宣言》中提出的，指采取适宜的、技术可靠的、能被社会接受和负担的技术，使全体人民公平地获得基本卫生服务。它是实现"人人享有卫生保健"战略目标的基本途径。

1. 内涵

（1）服务对象是全体居民。

（2）服务方法是经过实践检验、有科学依据，并且所需费用能够为个人和政府负担。

（3）工作重点是预防疾病，增进健康，控制和消灭一切影响健康的因素。

（4）目的是使全体人民公平地获得基本的卫生保健服务，从而促使全体社会成员达到与社会经济发展水平相适应的最高可能的健康水平。

（5）初级卫生保健并不代表低水平、低成本和简单，而是强调公平合理地分配和利用卫生资源，注重成本投入与效益产出。

2. 基本原则

（1）社会公平原则。

（2）参与原则。

（3）部门协同原则。

（4）成本效果和效率原则。

3. 基本任务

（1）促进健康：加强自我保健，增强体质和心理健康。

（2）预防疾病：在发病前期采取措施，防止其发生。

（3）治疗疾病：在发病初期采取措施，尽量做到"三早"。

（4）康复：患者症状和体征出现后，防止并发症和残疾，防止病残，加强康复。

4. 基本要素

（1）增进必要的营养和供应充足的安全饮用水。

（2）基本的环境卫生。

（3）妇幼保健，包括计划生育。

（4）主要传染病的预防接种。

（5）地方病的预防和控制。

（6）当前主要卫生问题及其预防控制方法的宣传教育。

（7）常见病和创伤的恰当处理。

（8）保证基本药物的供应。

初级卫生保健虽然在20世纪最后20年里取得了很大成就，但由于政府投入和全社会参与卫生行动的不足，以及自然和人为灾害，初级卫生保健的全球目标未能在2000年完全实现。

（三）全球健康城市策略

1. 概述　健康城市是WHO在1994年提出的，基本含义应该是一个不断开发、发展自然和社会环境，并不断扩大社会资源，使人们在享受生命和充分发挥潜能方面能够互相支持的城市。上海复旦大学公共卫生学院傅华教授等提出了更易被人理解的定义："所谓健康城市是指从城市规划、建设到管理各方面，都是以人的健康为中心，保障广大市民的健康生活和工作，成为健康人群、健康环境和健康社会有机结合的发展整体。"

建设健康城市，是在20世纪80年代，为应对城市化问题给人类健康带来挑战而倡导的一项全球性行动战略。WHO将1996年的世界卫生日主题定为"城市与健康"，并根据世界各国开展健康城市活动的经验与成果，同时公布了"健康城市10条标准"，作为建设健康城市的努力方向和衡量指标。具体标准如下。

（1）为市民提供清洁安全的环境。

（2）为市民提供可靠和持久的食品、饮水、能源供应，具有有效的垃圾清除系统。

（3）通过富有活力和创造性的各种经济手段，保证市民在营养、饮水、住房、收入、安全和工作方面的基本要求。

（4）拥有一个强有力的相互帮助的市民群体，其中各种组织能够为改善城市健康而协调工作。

（5）能使市民共同参与制定涉及他们日常生活、特别是健康和福利的各种政策。

（6）提供各种娱乐和休闲活动场所，方便市民间的沟通和联系。

（7）保护文化遗产并尊重所有居民（不分其种族或宗教信仰）的各种文化和生活特征。

（8）将保护健康视为公众决策的组成部分，赋予市民选择有利健康行为的权力。

（9）不断改善和提高为居民健康服务的质量，并能使更多市民享受生命健康服务。

（10）使人们能更健康长久地生活和少患疾病。

2. 健康城市的发展史　健康城市这一概念形成于20世纪80年代，是在"新公共卫生运动"、《渥太华宪章》和"人人享有健康"战略思想的基础上产生的，也是作为WHO为面对21世纪城市化给人类健康带来的挑战而倡导的行动战略。1984年，在加拿大多伦多召开的国际会议上，首次提出"健康城市"的理念。1986年，WHO欧洲区域办公室决定启动城市健康促进计划，实施区域的"健康城市项目"（healthy cities project，HCP）。加拿大多伦多市首先响应，通过制定健康城市规划、制定相应的卫生管理法规、采取反污染措施、组织全体市民参与城市卫生建设等，取得了可喜的成效。随后，活跃的健康城市运动便从加拿大传入美国、欧洲，而后在日本、新加坡、新西兰和澳大利亚等国家掀起了热潮，逐渐形成全球各城市的国际性运动。

（1）中国健康城市项目的发展：在中国，始于1989年的国家卫生城市的创建活动为建设健康城市奠定了基础，创造了条件。建设健康城市所提出的理念和方法，不仅能够巩固和提高创建国家卫生城市工作成果，也丰富和深化了爱国卫生运动的内涵。

1993年以前，中国健康城市项目的发展主要是处于一种探索和试点阶段，包括引入健康城市的概念，与WHO合作开展相关的培训等。

1994年初，WHO官员对中国进行考察，认为中国完全有必要也有条件开展健康城市规划运动。从1994年8月开始，WHO与中国卫生部合作，在中国的北京市东城区、上海市嘉定区启动健康城市项目试点工作。这标志着中国正式加入世界性的健康城市规划运动中。

2003年严重急性呼吸综合征（SARS）事件后，中国健康城市建设进入全面发展阶段。在原卫生部的鼓励和倡导下，许多城市为了进一步改善城市环境、提高市民健康和生活质量，纷纷自觉自愿地开展健康城市的建设，其中苏州市和上海市的工作颇具典型。

苏州市在20世纪90年代末积极引入健康城市的概念。2001年6月12日，全国爱国卫生运动委员会办公室（以下简称爱卫办）将苏州作为中国第一个"健康城市"项目试点城市向WHO正式申报。同年8月，中国共产党苏州市第九次代表大会确定了用5～10年把苏州建成健康城市的目标。2003年9月，苏州市召开"非典"防治工作暨建设健康城市动员大会，印发了有关健康城市建设的系列文件，包括健康城市建设的决定、行动计划和职责分工等，启动了健康城市建设工作。

上海市政府于2003年底下发了《上海市建设健康城市三年行动计划（2003—2005年）》，确定了8个项目（营造健康环境、提供健康食品、追求健康生活、倡导健康婚育、普及健康锻炼、建设健康校园、发展健康社区、创建精神文明），涵盖104项指标，并作为上海市政府的重点工作来抓。中期评估和终末评估分别在2004年和2005年完成。作为中国第一个开展建设健康城市的特大型城市，上海的成果为中国其他特大型、大型城市的项目开展提供经验参考。

健康社区广泛开展群众性爱国卫生运动，继续推进国家卫生区、国家卫生镇的创建活动，在力争建成80%的国家卫生区和20%的国家卫生镇，以及巩固灭鼠、灭蟑、灭蝇工作成果的基础上，积极推进建设"健康城区"和"健康社区"，重点抓好以加强健康管理、营造健康环境、完善健康设施、发展健康服务、拥有健康人群、普及健康教育为主要内容的"健康社区"工作。组织社会各界和广大市民积极参与，进一步改善城乡健康环境，积极倡导文明健康生活方式，促进全市人民健康水平的提高。

2007年底，爱卫办在全国范围内正式启动了建设健康城市、区（镇）活动，并确定上海市、杭州市、苏州市、大连市、克拉玛依市、张家港市、北京市东城区、北京市西城区、上海市闵行区七宝镇、上海市金山区张堰镇十个市（区、镇）为全国第一批建设健康城市试点，中国建设健康城市进入新的时期。

（2）发展目标：WHO的健康城市建设项目是一个长期的持续发展的项目。其目的是把健康问题列入城市决策者的议事日程，促使地方政府制定相应的健康规划，从而提高居民健康状况。

每个健康城市应力争实现以下目标：①创建有利于健康的支持性环境。②提高居民生活质量。③满足居民的基本卫生需求。④提高卫生服务的可及性。

《"健康中国2030"规划纲要》中指出，把健康城市建设作为推进健康中国建设的重要抓手，保障与健康相关的公共设施用地需求，完善相关公共设施体系、布局和标准，把健康融入城乡规划、建设、治理的全过程，促进城市与人民健康的协调发展。近年来，我国持续优化医疗卫生资源配置与健康服务供给，在健康城市建设方面取得了积极进展，逐步构建人人参与、共同受益的城市公共健康服务模式。

一是不断健全政策体系。先后印发健康企业、学校、社区等健康细胞和健康乡镇、健康县区建设规范，打造健康中国、健康城市、健康县区、健康乡镇、健康细胞全链条建设体系。目前已形成党委领导、政府主导、多部门合作、专业机构支持、全社会共同参与的健康城市建设格局。

二是积极探索适宜模式。爱卫办提出"6＋X"建设模式，"6"指建立党委政府领导工作机制、制定健康城市发展规划、开展"健康细胞"建设、推进一批重点建设项目、建立全民健康管理体系、开展建设效果评价。"X"指推进特色建设，鼓励各地结合自身实际探索相关建设模式。成都市形成了自上而下提升健康意识、自下而上汇聚健康细胞的建设模式，探索适合西部地区的建设路径。马鞍山市以微城管、微细胞、微志愿"三微"行动为抓手，发动市民全方位参与健康治理。

三是协同推动相关工作。将健康城市建设与妇幼健康促进、癌症防治行动相结合，探索条块结合、防治结合、群体个人结合的服务模式。同时，树立大健康理念，把健康融入所有政策，建设可持续发展的健康城市，让人民群众共享公平可及的健康服务。鼓励人人参与、人人尽力、共建共享，发挥健康城市辐射引领作用，缩小城乡之间、不同城市和人群之间的健康差距，全面提升大众健康水平。

四是充分发挥示范作用。一方面，印发健康城市建设评价指标体系，建立包括健康环境、健康社会、健康服务、健康文化和健康人群在内的5大类20中类42小类的指标体系。另一方面，定期开展评价工作，推出一批健康城市建设的样板城市，以典型示范引领带动工作开展。

（四）千年发展目标

2000年，为消除贫穷、饥饿、疾病、文盲、环境恶化和对妇女的歧视，联合国首脑会议商定了一套有时限的目标和指标，统称为千年发展目标，同时签署了《联合国千年宣言》。这是由全世界所有国家和主要发展机构共同展现的一幅蓝图，为满足全世界贫困人口的基本需求而全力以赴的行动计划，目标是将全球贫困水平降低一半（以1990年的水平为标准）。

千年发展目标包括8项总目标：①消灭极端贫穷和饥饿。②普及小学教育。③促进两性平等并赋予妇女权力。④降低儿童死亡率。⑤改善产妇保健。⑥对抗HIV感染／艾滋病、疟疾及其他疾病。⑦确保环境的可持续能力。⑧全球合作促进发展。所有成员国都承诺到2015年实现目标。

千年发展目标引发了有史以来最成功的反贫困运动,帮助10亿多人摆脱极端贫困,中低收入国家在孕产妇和儿童保健、对抗艾滋病、疟疾和结核病等传染病方面取得了巨大成就,挽救了数百万人的生命。

千年发展目标也存在局限性,儿童与孕产妇死亡率的具体目标没有实现,且各国进展不均衡,尤其是非洲地区和受冲突影响地区;对健康公平没有给予足够重视,忽视卫生体系建设。

(五)可持续发展目标

联合国可持续发展峰会于2015年评估了千年发展目标落实情况,并制定了2030年可持续发展议程,以综合方式从3个维度来解决社会、经济和环境的发展问题,指导2015—2030年的全球可持续发展道路。该议程是对千年发展目标的升华和扩展,包括17个大项的总体目标和169个分项的具体目标,标准更高,覆盖面更广,指标之间的关联性更强,实施难度也更大,特别是广大发展中国家,将面临更加严峻的挑战,需要作出更大的努力。但该议程改变千年发展目标落实过程中的"一刀切"方式,强调重视各国具体情况的重要性;强调特别关注最弱势国家的需求,特别是非洲国家、最不发达国家、内陆发展中国家和小岛屿发展中国家;强调将全球发展目标与不同国家具体情况的发展指标结合起来,使可持续发展目标更具可操作性。

可持续发展目标将健康卫生再次放在了全球发展的重要位置。在17项总目标中,第3项总目标是"确保健康的生活方式,促进各年龄段人群的福祉",与卫生领域直接相关,还有8项总目标与健康卫生间接相关,分别是消除贫困与饥饿,性别平等,清洁饮用水和卫生设施,廉价和清洁能源,可持续城市和社区,和平、正义与强大机构,促进目标实现的伙伴关系,这些目标的实现将有助于提高全球人群的健康状况。

知识拓展

妇女儿童健康是全民健康的基础,是衡量社会文明进步的标尺,是民族可持续发展的前提。推进妇幼健康事业发展,对于提高全民健康素质、构建和谐社会、建设社会主义现代化强国具有重要意义。自党的十八大以来,我国就曾多次强调人民健康问题的重要性。

从人均预期寿命、婴儿死亡率和孕产妇死亡率这3个国际公认的衡量国民健康水平的指标看,中华人民共和国成立前,中国人均预期寿命仅35岁,婴儿死亡率高达200‰,孕产妇死亡率高达1500/10万。截至2021年,全国居民人均预期寿命为78.2岁,截至2022年,婴儿死亡率为4.9‰,孕产妇死亡率下降至15.7/10万。这些数据总体上已优于世界中高收入国家的平均水平,堪称发展中国家的典范。

资料来源:规划发展与信息化司.2021年我国卫生健康事业发展统计公报.http://www.nhc.gov.cn/guihuaxxs/s3586s/202207/51b55216c2154332a660157abf28b09d.shtml;规划发展与信息化司.2022年我国卫生健康事业发展统计公报.http://www.nhc.gov.cn/guihuaxxs/s3585u/202309/6707c48f2a2b420fbfb739c393fcca92.shtml。

本章小结

教学课件

执考知识点总结

本章涉及的2019版及2024版公共卫生执业助理医师资格考试考点对比见表10-1。

表10-1　2019版及2024版公共卫生执业助理医师资格考试考点对比

单元	细目	知识点	2024版	2019版
社会卫生状况和社会卫生策略	社会卫生状况评价	（1）社会卫生状况的含义	新增	—
		（2）社会卫生状况的主要评价指标	√	√
		（3）社会卫生策略的概念	新增	—
		（4）21世纪人人享有卫生保健的总目标	√	√
		（5）初级卫生保健的概念、原则和实施策略	√	√
	社会卫生策略	（1）千年发展目标与可持续发展目标	√	√
		（2）健康中国战略	新增	—
		（3）新时期中国卫生与健康工作方针	已删除	√

拓展练习及参考答案

（周　颖　王金勇　罗赛美）

第十一章 社会医学研究方法

学 习 目 标

素质目标： 通过本章的学习，能全面熟悉并灵活运用社会医学的各种研究方法。

知识目标： 掌握社会医学的基本研究方法，问卷调查的设计、信度及效度，定性研究及定量研究方法；熟悉社会医学研究的步骤。

能力目标： 能够正确认识社会医学的研究方法，提高分析和处理社会卫生状况的能力。

案例导入

【案例】

　　新型毒品是由人工化学合成的致幻剂、兴奋剂类毒品，连续使用能使人产生依赖性的精神药品（毒品）。我国新型毒品使用人数占吸毒人员总数的比例不断上升，2010年占28%，2016年则达到60.5%。

　　我国新发现的HIV感染者/AIDS患者中，经同性性传播的比例也呈逐年上升趋势。在2019—2020年间对重庆市1151名普通男性同性恋（men who have sex with men，MSM）进行了匿名问卷调查，结果显示，重庆市MSM新型毒品使用比例较高，且新型毒品使用可导致无保护高危性行为，从而增加其HIV和梅毒螺旋体的感染风险。国外相关研究表明，作为普通MSM感染的主要传染源，新型毒品已在HIV感染的MSM中流行。

　　欧阳琳等在2016年通过同伴推荐的方法招募了重庆市200名使用过新型毒品的MSM，冰毒是调查对象使用的主要毒品，使用新型毒品后，56.5%的人发生了群交行为，HIV感染的危险因素有首次吸毒年龄越低、吸毒频率越高、采全套使用率低等。杨晓华等了解了洛阳市MSM人群新型毒品使用现状及其相关因素，采用滚雪球方式招募1010名MSM，研究了其社会人口学特征、性行为特征、新型毒品使用情况。洛阳市MSM人群新型毒品使用率为79.4%，安全套使用率较低，发生群交的比例较高。

【问题】

　　1. 新型毒品有哪些？新型毒品的危害有哪些？

　　2. 可通过什么方法来收集资料，用于了解HIV感染MSM人群新型毒品使用现状及使用模式、新型毒品流行特征、风险性行为、艾滋病抗病毒治疗情况等？

核心知识拆解

一、社会医学研究的概述

社会医学研究不仅关注医学本身，还深入探索医学现象与社会背景之间的紧密联系。其目的并非仅仅治疗疾病，而是希望通过深入研究社会因素，从根本上改善人们的健康状况。因此，社会医学研究的内容可概况为以下几方面。

（一）关注健康与疾病的社会背景

社会医学研究发现，人们的健康状况和疾病的发生不仅与生物因素有关，还受到社会环境、文化习俗、经济条件等多种社会因素的深刻影响。因此，社会医学强调要从社会背景出发，全面分析健康和疾病现象。

（二）整合医学与社会学知识

社会医学研究的核心在于整合医学和社会学的知识。这意味着，研究者不仅要掌握医学知识，还要对社会学有深入的了解。通过这两种知识的有机结合，可以更加全面、深入地理解健康与疾病问题。

（三）促进公共卫生的发展

社会医学研究的最终目标是促进公共卫生的发展。通过研究社会因素与健康状况之间的关系，可以为公共卫生策略的制定提供科学依据，从而有效地改善人们的健康水平。

综上所述，社会医学研究是一种综合性强、视野宽广的研究。它不仅拓宽了我们对健康与疾病问题的认识，还为公共卫生的发展提供了新的思路和方法。深入研究社会因素与健康状况之间的关系，可以为促进人类的健康事业作出更大的贡献。

二、社会医学研究的特点

社会医学研究的特点主要包括以下几点。

1. **研究结果的理论与实践相结合**　社会医学研究不仅关注理论上的解释，还注重实际应用的效果，将理论与实践紧密结合。

2. **研究对象的多样性和复杂性**　研究对象通常是具有自然与社会双重属性的人体整体，包括生理与心理活动。这些对象可能是社会群体的一部分，其影响因素繁多，包括遗传、环境、社会结构等。

3. **研究方法的跨学科性**　社会医学研究采用多种学科的方法，包括但不限于生物学、心理学、社会学和公共卫生学等，以全面评估健康状况及其影响因素。

4. **研究的综合性**　社会医学研究需要综合考虑多个方面的信息，包括疾病的发生、发展、预防和治疗等多个环节，这使得研究过程具有较高的综合性。

5. **研究途径的多样性**　在研究过程中，会运用不同的方法和工具，如流行病学调查、临床观察、心理测量等方法，以获取关于健康状况和影响因素的信息。

6. **以人为中心的研究视角**　社会医学研究强调从人的角度出发，关注个体的需求和健康问题，而不是单纯地关注疾病本身。

综上所述，社会医学研究的特点在于其理论的实用性、研究对象的多样性和复杂性、方法的跨学科性、研究的综合性、途径的多样性，以及以人为中心的视角。

三、社会医学研究的相关方法

社会医学研究可以根据不同的分类标准进行划分。首先，根据研究方法的特征，可以分为定量研究和定性研究。定量研究侧重于收集和分析大量数据，以量化的方式描述和解释社会医学现象。而定性研究则注重对个案、现象或行为进行深入地观察和理解，以获取更全面的信息。其次，根据资料收集方法的不同，社会医学研究可以划分为文献研究、现场调查和社区实验研究等。

（一）文献研究

文献研究在科研领域中扮演着至关重要的角色，对于某些研究课题，它不仅是主要的研究手段，如文献综述和Meta分析，而且在整个研究过程中，它经常作为辅助性方法出现。例如，研究者可能通过文献审阅来界定研究问题的范围，或者利用已有的文献资料来构建理论框架。

文献研究应用范围广泛，其资料类型可归纳为两大类：第一手资料和第二手资料。第一手资料通常由直接经历特定事件的个体所创作，如亲历者的日记等。第二手资料则源自那些未直接经历事件，但通过采访、阅读第一手资料等方式获取信息的人所撰写，这包括学术期刊文章、国内外官方统计资料（如人口普查、生命统计、疾病统计等）、相关组织和单位（如WHO、疾控中心、研究机构）发布的各类统计年鉴，以及正式出版的期刊、杂志等。此外，个人资料，如病历等，也属于重要的文献研究资源。

通过对研究文献的深入分析，研究者能够掌握科研领域的最新动态和前沿进展，了解前人的成就和当前的研究态势。

文献研究的优势在于其非介入性和无反应效应，这意味着研究过程不会干扰研究对象。此外，文献研究成本较低，适用于难以直接接触的研究对象，同时适合于进行纵向分析和趋势研究。然而，文献研究也存在一些局限性，如文献本身可能存在记载偏差、信息不完整、选择性保存等问题，且受限于语言和文字表达。此外，由于文献的不可获得性，可能导致客观事件的信息缺失，以及文献收集的困难。最后，文献的整理和编码工作充满挑战，因为不同文献的撰写目的、研究对象和内容差异巨大，缺乏统一的标准化格式，这使得文献资料的分类、整理和分析工作变得复杂。尽管如此，现代的Meta分析技术在文献标准化和定量分析方面具有明显优势，有助于克服这些难题。

（二）调查研究

调查研究在社会医学领域扮演着至关重要的角色，它主要通过问卷填写、结构化访谈等现场调查技术，直接从总体或其样本中搜集个体的观点、态度和行为信息。通过对这些信息的细致分析，能够深入理解社会现象及其背后的规律性。

调查研究的分类多样，可以根据不同的标准进行划分。以下是一些常见的分类方式。

（1）根据所收集资料的广度、深度和表达形式，调查研究可分为定性调查和定量调查。

（2）依据调查的目的，可以分为现状调查、病因学研究等。

（3）按照时间序列的不同，可以分为回顾性调查和前瞻性调查。

（4）根据资料收集的具体方法，可分为观察法、访谈法、信访法等。

（5）从调查对象的范围来看，调查可以是全面的，也可以是非全面（抽样）的。

通过这些多样化的分类，调查研究能够更精准地服务于社会医学的研究需求，为我们提供宝贵的数据和见解。

（三）实验研究

社会医学领域的实验研究主要聚焦于现场实验，也称为社区干预实验。这类研究并不完全符合传统实验研究的严格定义，因为在社区环境中往往难以实施随机对照和盲法，所以它更接近于准实验研究。尽管如此，社会医学的现场实验研究依然借鉴了实验医学的核心原则，通过在特定社区人群中对选定的处理组施加特定的卫生干预措施，并与对照组进行对比，从而观察这些措施如何影响人群的行为模式和健康状况。例如，针对高血压的社区干预研究就是此类实验的典型例子。

虽然这种方法能够有效揭示处理因素与结果变量之间的关联，但在研究过程中，必须严格控制可能由混杂因素引起的偏倚，以确保研究结果的准确性和可靠性。

（四）评价研究

评价研究在社会医学领域中扮演着至关重要的角色，它专注于评估人群的健康状况、疾病问题，以及相关影响因素或干预措施的效果。社会医学不仅追求对人群存在的健康问题及其影响因素进行深入探究，而且致力于全面评估这些问题及因素对健康的具体影响程度。

社会医学的评价研究涵盖了一系列专门的评估方法，包括卫生项目评价和一些独特的综合评价技术，如健康危险因素评估、生命质量评估、卫生服务评估，以及社会健康状况评估。这些评价所需的数据可以通过现场调查、文献回顾等多种方式收集。

四、社会医学研究的程序

社会医学研究，作为一门科学研究的领域，其过程应遵循科学研究的基本规范。这一过程包括5个关键步骤：选择课题、设计研究方案、收集资料、整理与分析资料，以及解释结果。

（一）明确研究问题（或课题）的定义

确立研究课题意味着明确研究目标和方向，使研究目的具体化，并指向特定的研究对象和内容范围。课题的选择对于研究的成败和价值具有决定性影响。因此，选择合适的研究课题是科学研究中至关重要的一步。研究者通常可以通过文献回顾、学术交流和现场调查来发现和提出问题，或是针对社会实践中迫切需要解决的实际问题来设定研究课题。尽管文献和社会实践中存在众多问题或矛盾，但并非所有发现的问题都值得或适宜进行研究。

评估一个课题是否值得研究，可以根据以下3个原则进行判断。

1. 需要性原则 包括社会实践的需求和科学发展的需求。社会实践需求指的是在实际工作中发现的对人群健康状况影响亟须解决的或最突出的问题。科学发展需求则是指出现的一些事实与现有理论之间存在的矛盾问题。选题时应关注社会实践与科学发展中的"热点""难点""前沿"等问题，这是科研选题的首要原则，体现了科研工作的最终目的。

2. 科学性原则 科研选题必须符合基本的科学理论，遵循客观规律，具有科学性。这要求选题必须有依据，符合客观规律，且研究设计必须科学，符合逻辑。若选题失去科学性，可能陷入无应答域的假问题。

3. 创新性原则 选择的课题应是先进的、新颖的、有突破性的课题。创新性是科研的根本特点，主要体现在概念和理论的创新、方法上的创新，以及应用上的创新。要实现创造性，需要占有详尽的资料，充分了解前人的研究状况，并具备科学思维，敢于冲破传统观念的束缚。

（二）文献回顾及可行性论证

收集相关资料：查阅已有的研究、报告、文章等，了解研究背景和研究现状。

分析已有研究：识别已有研究的不足和未解决的问题，为自己的研究找到切入点。

由于科研工作在开展过程中会受到各种限制，故需要对课题的可行性进行论证，即论证该课题是否与研究者的主观、客观条件相适应。主观条件包括科研人员的素质、科研团队的结构、人力物力的配备状况等；客观条件则包括科研经费、技术支持、情报资料、时间期限、国家政策等。需要注意的是，这些条件既可以是已具备的，也可以是经过努力可以创造的条件。

（三）研究设计

研究方案的设计指根据研究目的对专题研究的方案进行设计，即在研究行动之前预先拟定的具体内容和步骤，包括技术路线、实施计划、资料整理与分析计划等方面。技术路线是通过简洁的图形、表格和文字等形式描述研究方案中各环节或步骤的逻辑关系，即对研究方案做出统筹安排，确保研究按计划、步骤进行，以保证课题的科学性和可行性；实施计划包括确定研究目的、研究对象、内容与范围、选择研究方法、抽样方法及抽样大小、资料收集方法、质量控制措施等；资料整理与分析计划则包括设计分组、选择统计工具及方法等。研究对象的确定包括普查和抽样调查两种方法。社会医学的研究多采用抽样调查，抽样调查的方法一般分为概率抽样与非概率抽样两类。

（四）问卷编制与预测试

1. 设计问卷 根据研究目标制定问卷，确保问题的明确性、完整性和适当性。

2. 进行预测试 在小范围内进行问卷测试，评估问卷的信度和效度，根据反馈进行修订。

（五）数据收集

研究方案制定完成后，就要严格按照研究方案付诸实施，其中包括了收集资料。按照计划采用观察、访谈、问卷调查等方法来收集第一、第二手资料。收集资料是科学研究的重要步骤，关系到研究的结果。为了保证资料收集的质量，应坚持准确性原则、全面性原则和时效性原则。监督数据收集过程，确保数据的准确性和完整性。

（六）整理和分析资料

对收集到的资料进行适当的整理，包括编辑、编号和表格化等，建立数据库并录入数据，通过双录入方式检查资料录入的准确性。对资料进行分组，分组的原则是把同质的观察对象归为一类，把异质的观察对象分离出去，以便显示组内的共性和组间的差异，最后揭示出事物内部的规律性。统计分析时，应按照研究设计课题的要求，根据研究的项目、资料的性质、适用条件，采用恰当的统计方法对资料进行分析，进而用样本信息推断总体特征。

（七）解释结果

将资料分析结果综合起来，说明研究结果是否为证实研究假设提供了依据、是否达到研究目的等。根据科学研究的结果，向相关机构、研究人员或公众报告研究结果。

（八）研究伦理与隐私保护

1. 遵守伦理规范 确保研究符合伦理标准，保护参与者的权益。

2. 保护隐私　采取必要措施，保护参与者的隐私和数据安全。

（九）研究评估与反馈

1. 评估研究质量　对研究过程和结果进行内部和外部评估。

2. 收集反馈　从参与者、同行或相关机构收集反馈，为未来的研究提供改进方向。

五、定性研究

（一）概念

定性研究（qualitative research），是从整体的角度深入探讨和阐述被研究事物的特点及其发生、发展规律，以揭示事物内在本质的研究方法。其主要特点是在自然情境下通过深入细致的研究方式来理解研究对象的本质特征和内在逻辑。这种方法强调对研究对象进行全面、细致地描述和分析，而不仅仅是简单地量化或统计。

在不同的地区，定性研究有不同的译名。例如，在我国台湾、香港地区及新加坡，定性研究通常被译成"质的研究"，而大陆地区则有部分学者将其译成"质性研究"或"质的研究"。尽管译名有所不同，但这些术语都指的是同一种研究方法在社会科学领域，尤其是在公共行政领域，定性研究的说法更为普遍。这是因为定性研究适用于对那些难以量化或统计的社会现象进行深入研究。例如，在公共行政领域，定性研究可以用于探讨政策制定过程、政策实施效果、政府机构运作等方面的问题。定性研究通常采用多种方法收集数据，如观察、访谈、实物收集等。研究者通过深入现场，与研究对象进行互动，获取第一手资料。然后，他们运用归纳、演绎等方法，对收集到的数据进行深入的分析和解释，以揭示研究对象的本质特征和内在逻辑。

总的来说，定性研究是一种重要的社会医学研究方法，它有助于我们深入理解社会现象的本质和内在逻辑，为政策制定和实践提供有价值的参考。

（二）定性研究的特征

1. 深入性　定性研究追求对研究对象的深入理解，通过深入挖掘现象背后的原因、动机、意义等，揭示事物的本质特征。

2. 主观性　定性研究强调研究者的主观参与和解释，研究者通过自身的观察、体验和思考，对研究对象进行解读和阐释。

3. 灵活性　定性研究在方法上相对灵活，可以根据研究对象的特性和需求，选择合适的研究方法和工具。

4. 描述性　定性研究注重对研究对象的详细描述，通过丰富的案例和故事，展现事物的多样性和复杂性。

（三）定性研究的作用

1. 探索性研究　在研究的初步阶段，定性研究可以帮助研究者了解研究领域的现状，发现问题和研究方向，为后续研究奠定基础。

2. 理论构建　定性研究可以通过深入分析案例和现象，为理论构建提供丰富的素材和启示，推动理论的发展和完善。

3. 政策评估　在政策制定和实施过程中，定性研究可以帮助评估政策的可行性和效果，为政策调整和优化提供依据。

4. 文化和社会现象研究 定性研究适用于对文化、社会现象等复杂系统进行深入研究,揭示其内在逻辑和发展规律。

在社会医学研究中,定性研究常用于探索社会因素如何影响健康、疾病的发生和发展,以及公共卫生政策如何影响社会群体等。通过深入访谈、社区观察、案例研究等方法,研究者可以获取丰富的原始资料,深入理解社会医学现象的本质和规律,为公共卫生政策和实践提供科学依据。

(四)常用的定性研究的方法

1. 观察法 是研究者有目的、有计划地在自然条件下,通过感官或借助于一定的科学仪器,对社会生活中人们行为的各种资料的搜集过程。

(1)观察法的主要优点:①它能通过观察直接获得资料,不需其他中间环节。因此,观察的资料比较真实。②在自然状态下的观察,能获得生动的资料。③观察具有及时性的优点,它能捕捉到正在发生的现象。④观察能搜集到一些无法言表的材料。

(2)观察法的主要缺点:①受时间的限制,某些事件的发生是有一定时间限制的,过了这段时间就不会再发生。②受观察对象限制。如研究青少年犯罪问题,有些秘密团伙一般不会让别人观察。③受观察者本身限制。一方面,人的感官都有生理限制,超出这个限度就很难直接观察。另一方面,观察结果也会受到主观意识的影响。④观察者只能观察外表现象和某些物质结构,不能直接观察到事物的本质和人们的思想意识。⑤观察法不适用于大面积调查。

(3)观察法的注意事项:①观察对象的行为应相对稳定,即在一段时间内,其行为不会发生显著变化。然而,在社区环境中,这一要求往往难以满足。②选择最佳观察位置至关重要。观察者需确保能够全面捕捉到对象的行为,同时又尽可能不引起对象的注意,至少不干扰其在自然状态下的行为。③观察过程应力求结构化。在观察开始前,应有详细的观察提纲或行为标准,如预先确定观察内容和观察时刻等。④判断行为样本的代表性是关键。观察者需具备抓住对象偶然或特殊反应行为的能力,以避免认知的片面性和表面化。⑤观察法的适用性有限。它更适合用于观察以体力活动为主的行为,而对于以智力活动为主的工作,观察法则不太适用。

2. 深入访谈法 又称非正式访谈或记者采访法,通常是调查员带着一个或几个问题去征求某些人的意见和看法,是在仅有访问提纲的前提下,通过与研究对象的交谈深入了解其对某些问题的想法、感觉与行为来收集资料的过程。

(1)深入访谈法的主要优点:①能够深入洞察受访者对问题的看法和态度,并将其与受访者的行为紧密联系起来。②提供更自由的信息交流平台,从而丰富了资料收集的多样性。③有助于对问题进行更深入的澄清,确保能准确捕捉到受访者内心的真实感受和行为认知。

(2)深入访谈法的主要缺点:①精通深度访谈的调查员相对稀缺,通常需要具备心理学、精神分析学等相关领域的知识背景。②调查结果和质量可能受到调查员主观因素的显著影响。③由于调查的非结构化特性,调查结果的数据往往难以整理和分析。

(3)深入访谈法的注意事项:①调查员。深度访谈的成功在很大程度上取决于获得受访者的信任,因此调查员需要具备较强的亲和力和出色的访谈技巧。调查员与受访者的对话应该追求深入,以揭示更深层次的见解和信息。调查员需要对受访者提供的信息进行深入解读,以确保准确理解其含义。对于关键问题,调查员应深入探究,以揭示问题的核心和本质。②访谈技巧。访谈中的问题设计应该从浅显易懂逐渐过渡到深入复杂,同时确保问题之间的衔接自然流畅;提问的方式和措辞都需针对受访者的特点进行恰当选择。调查员应具备良好的倾听能力,避免过早下定论或随意评判,回应时应保持中立,既不对受访者进行暗示也不进行诱导。善于运用非言语沟通技巧,如适时地微笑、目光交流,以及重复受访者的回答等，以增强交流的效果。当访谈被打断或暂停时，调查员应重新提问，帮助受访者整理思路，确保访谈的连贯性。对于敏感问题，可采用假设性的提问方式，既能让受访者自由表达，又能适当地进行控制和调节。

3. 专题小组法 是一种常用的定性研究方法，通过组织一组具有共同特征或背景的人，就某一特定主题或问题展开讨论，从而收集深入的、多维度的信息和观点。

（1）步骤：下面是如何运用专题小组法对新医保政策在居民中的接受程度进行操作的步骤。

1）确定研究目标和问题：①目标是了解居民对新医保政策的接受程度等。②问题包括新医保政策定位是否准确？居民对其有何看法？

2）选择参与者：根据研究目标，选择具有年龄、性别、职业、收入水平等代表性的居民。确保参与者具有足够的知识和经验，以便能够提供有关新医保政策深入见解。

3）准备讨论指南：制定一份详细的讨论指南，包括引言、主要问题、子问题和追问等。讨论指南应该能够引导参与者围绕研究目标展开讨论，同时保持讨论的灵活性和开放性。

4）安排讨论环境：选择一个舒适、安静、私密的环境，以便参与者能够自由地表达意见和看法。确保讨论环境具备必要的设施，如投影仪、音响设备等，以便展示相关材料。

5）进行小组讨论：由一名经验丰富的主持人引导讨论，确保讨论按照讨论指南进行。鼓励参与者积极发言，同时保持讨论的秩序和氛围。主持人应注意观察参与者的非言语行为，如面部表情、肢体语言等，以获取更多信息。

6）记录和分析讨论内容：安排一名助手负责记录讨论过程中的重要观点和信息。使用录音、录像等工具辅助记录，以便后续分析。对讨论内容进行整理和分析，提取关键信息，形成研究报告。

7）撰写研究报告：将分析结果以清晰、简洁的方式呈现出来，包括参与者背景、讨论要点、主要发现、建议等。研究报告应该有助于决策者了解新医保政策在居民中的接受程度，为策略推广及修订提供依据。

8）反馈和验证：将研究结果反馈给参与者或其他相关利益相关者，收集他们的反馈和意见。对研究结果进行验证，以确保其准确性和可靠性。

（2）注意事项：在整个操作过程中，应始终遵守伦理原则，尊重参与者的隐私和意见。讨论过程中应注意引导参与者积极参与，同时避免引导他们表达出特定的观点或意见。研究结果应具有客观性和可信度，不应受主观偏见或利益冲突的影响。

4. 德尔菲法 是一种结构化的预测和决策方法，它通过收集专家意见、多轮反馈和匿名性来确保结果的客观性和准确性。德尔菲法常被用于预测未来趋势、制定战略规划、评估项目风险等领域。德尔菲法是一种通过多轮匿名问卷调查的方式，收集专家意见并进行反馈，最终达成共识的预测和决策方法。其过程包括确定研究主题、选择专家、设计问卷、多轮收集与反馈意见，直到意见趋于一致。德尔菲法强调专家的匿名性，以避免权威效应和群体压力。

（1）德尔菲法的优点：①匿名性。专家在提供意见时保持匿名，减少了权威效应和群体压力，使得意见更加客观和真实。②反馈性。多轮反馈机制允许专家在收到其他人的意见后进行修正，促进了意见的收敛和共识的形成。③结构性。德尔菲法通过问卷调查的方式进行，结构清晰，易于操作和管理。④灵活性。德尔菲法适用于多个领域和问题，具有广泛的适用性。

（2）德尔菲法的缺点：①耗时。多轮反馈和意见收集需要较长时间，可能影响决策的时效性。②成本较高。需要邀请多位专家参与，且多轮反馈需要投入较多的人力和物力资源。③专家选择。专家的选择对结果影响较大，需要谨慎选择具备专业知识和丰富经验的专家。④共识问题。在某些情况下，专家意见可能难以达成一致，导致决策困难。

（3）德尔菲法的注意事项：①专家选择。应选择具备专业知识和丰富经验的专家，确保他们能够提供有价值的意见。②问卷设计。问卷设计应清晰明确，问题应具有针对性，避免引导性或模糊性问题。③匿名性保障。确保专家的匿名性，避免权威效应和群体压力对意见的影响。④反馈机制。应建立有效的反馈机制，使专家能够充分了解其他人的意见并进行修正。⑤决策应用。在应用德尔菲法得出的结果时，应充分考虑实际情况和其他因素，避免盲目依赖专家意见。⑥伦理问题。在整个过程中，应尊重专家的隐私和知识产权，避免泄露敏感信息或侵犯专家权益。

六、定量研究

定量研究一般是为了对特定研究对象的总体得出统计结果而进行的。定量研究具有探索性、诊断性和预测性等特点，它并不追求精确的结论，而只是了解问题之所在，摸清情况，得出感性认识。

（一）定量研究的概念

定量研究是一种科学研究方法，它依赖于统计、数学模型和量化数据来探索和研究现象。在这种方法中，研究者通过收集数值化的数据（如调查得分、实验测量值、统计数据等），运用统计软件对数据进行分析，以揭示变量之间的关系、预测趋势或验证假设。

（二）定量研究的优点

1. 数据化 定量研究强调使用数值化的数据来描述和解释现象，这些数据通常是可测量和可统计的。

2. 客观性 由于数据是客观存在的，因此定量研究的结果通常被认为更加客观和可靠。

3. 可重复性 定量研究的方法和步骤通常可以详细描述，以便其他研究者重复实验或验证结果。

4. 预测性 通过建立数学模型，定量研究可以用来预测未来的趋势或结果。

（三）定量研究的缺点

尽管定量研究在科学探索中占据重要地位，并且具有许多优点，但它也存在一些局限性。

1. 依赖数值数据 定量研究主要依赖于数值化的数据，这限制了其能够探索和研究的现象范围。对于一些非数值化的、主观的或复杂的社会现象，定量研究可能难以捕捉和解释。

2. 简化复杂性 定量研究往往需要对现象进行简化和抽象，以便将其转化为数值化的数据。这种简化可能会忽略一些重要的细节或上下文信息，导致对现象的不完整或误解。

3. 数据解释的主观性 尽管定量研究强调数据的客观性和可测量性，但数据的解释和分析仍然需要研究者的主观判断和专业知识。不同的研究者可能会对同一组数据得出不同的解释。

4. 统计误差和误导 统计分析和模型建立过程中可能会出现误差或误导。例如，相关性不一定意味着因果关系，样本偏差可能会影响结果的可靠性，以及过度拟合模型可能会导致预测不准确。

5. 伦理和隐私问题 定量研究可能需要收集敏感的个人信息或数据，这涉及伦理和隐私问题。研究者需要确保数据的匿名性、保密性和合规性，并遵守相关的伦理准则和法律法规。

6. 成本和资源限制 定量研究通常需要大量的样本和数据收集工作，这可能需要大量的时间和资源投入。此外，数据分析和建模也可能需要专业的软件和技能，这对一些研究者来说可能是一个挑战。

7. 无法涵盖所有变量 在定量研究中，研究者通常只能选择有限的变量进行研究，这可能导致遗漏一些重要的变量或因素。这种局限性可能会影响结果的准确性和可靠性。

（四）定量研究与定性研究的比较

1. 研究方法 定量研究侧重于收集和分析数值化的数据，强调数据的客观性和可测量性。定性研究侧重于收集和分析非数值化的数据，如访谈记录、观察笔记等，强调对现象深入地理解和解释。

2. 数据类型　定量研究主要处理数值型数据，如问卷调查的得分、实验中的测量值等。定性研究主要处理非数值型数据，如访谈中的回答、文本分析等。

3. 研究目的　定量研究通常用于验证假设、揭示变量之间的关系、预测趋势等。定性研究通常用于深入探索现象的本质、理解参与者的观点和经验、形成理论等。

4. 适用领域　定量研究广泛应用于社会科学、医学、经济学等领域，尤其适合大规模的数据分析和预测。定性研究更常用于心理学、人类学、教育学等领域，强调对特定情境和个体经验的深入探究。

5. 研究工具　定量研究常使用统计软件、数学模型等工具进行数据分析和处理。定性研究常使用访谈、观察、文本分析等方法收集和分析数据。

总的来说，定量研究和定性研究各有其优势和适用场景。定量研究更适合大规模的数据分析和预测，而定性研究则更适合对特定现象和情境的深入探究和理解。在实际研究中，常常需要将两种方法结合使用，以获得更全面和深入的研究结果。

（五）常用定量调查方法

1. 结构访谈法　结构访谈法（structured interview）是一种半定量的研究方法，结合了定性和定量的特点。在结构访谈中，研究者使用一套预先设计好的、标准化的问卷或指导语来进行访谈，以确保所有被访者都回答相同的问题，并在相似的条件下进行讨论。

（1）结构访谈法的概念：结构访谈法要求访谈者按照一个预先设计好的、结构化的问卷或指导语来进行提问，同时保持问题的顺序和措辞的一致性。这种方法的主要目的是减少访谈者的主观性和偏见，确保收集到的数据在不同被访者之间具有可比性和一致性。结构访谈法常用于社会调查、心理学实验、市场研究等领域。

（2）结构访谈法的优点：①标准化和一致性。结构访谈法使用标准化的问卷或指导语，确保所有被访者都在相似的条件下回答相同的问题，增加了数据的可比性和一致性。②减少主观性。由于使用标准化的问卷，访谈者的主观偏见和技巧对结果的影响较小，增加了数据的客观性。③提高效率。结构访谈法通常要求被访者按照固定的顺序和时间限制回答问题，这有助于提高访谈的效率和数据收集的速度。④便于数据分析。由于数据收集的结构化和标准化，结构访谈法收集到的数据更便于进行定量分析和统计处理。

（3）结构访谈法的缺点：①灵活性限制。由于使用标准化的问卷或指导语，结构访谈法可能无法适应不同被访者的个体差异和特殊需求，限制了访谈的灵活性。②缺乏深入性。与面对面访谈法相比，结构访谈法可能无法深入探讨被访者的观点、情感和经历，因为它更侧重于获取标准化和一致性的数据。③可能的偏见。虽然结构访谈法旨在减少访谈者的主观偏见，但标准化的问卷或指导语可能包含研究者自己的偏见或假设。

（4）结构访谈法的操作：①设计标准化的问卷或指导语。根据研究目的和问题，设计一套标准化的问卷或指导语，确保问题的顺序、措辞和回答选项的一致性。②选择样本。根据研究目标和要求，选择合适的被访者样本，确保样本具有代表性。③进行访谈培训。对访谈者进行必要的培训，确保他们熟悉标准化的问卷或指导语，并能够按照要求进行访谈。④实施访谈。按照标准化的问卷或指导语进行访谈，确保所有被访者都回答相同的问题，并在相似的条件下进行讨论。⑤数据记录和处理。对访谈数据进行详细记录，整理和分析数据，提取关键信息和观点。⑥数据分析与解释。对收集到的数据进行定量分析和统计处理，提取研究结果，并对结果进行解释和讨论。

通过以上步骤，结构访谈法可以帮助研究者收集到标准化和一致性的数据，为定量研究和统计分析提供可靠的依据。同时，它也可以在一定程度上减少访谈者的主观偏见和技巧对结果的影响。

2. 自填问卷法　自填问卷法（self-administered questionnaire）是一种常用的定量研究方法，主要通过问卷的形式，让被调查者自行填写答案，从而收集所需的数据和信息。这种方法在社会科学、市场调研、医学研究等领域有广泛应用。

（1）自填问卷法的概念：是通常通过邮寄、电子邮件、网络或现场分发等方式，将问卷发送给被调查者的调查方法。问卷设计通常是结构化的，包含一系列标准化的问题和选项，要求被调查者根据自己的实际情况和观点填写答案。这种方法的核心在于被调查者自主完成问卷，不需要访谈员的直接参与或指导。

（2）自填问卷法的优点：①成本效益。自填问卷法可以大规模地进行数据收集，相比于面对面的访谈，成本更低，更易于管理。②标准化和匿名性。问卷设计标准化，所有被调查者面对的是相同的问题和选项，便于数据的比较和分析。同时，自填问卷法具有一定的匿名性，可以减少被调查者的社会压力和心理负担，使其更愿意提供真实的信息。③灵活性。问卷可以在任何时间、任何地点完成，被调查者可以根据自己的时间安排和舒适度进行填写，减少了访谈时间和地点的限制。④易于分析。自填问卷法收集的数据通常是量化数据，便于进行统计分析和数据挖掘。

（3）自填问卷法的缺点：①问卷设计难度。设计一份既有效又可靠的问卷需要专业知识和技能，否则可能导致数据收集不完整、不准确。②响应率问题。由于是自愿填写，可能会遇到响应率不高的问题，即有些被调查者可能不愿意或不愿意参与调查。③数据质量难以保证。被调查者可能由于理解问题、填写错误或故意误导等原因，提供不准确或不真实的数据。④缺乏深度。由于是自填问卷，缺乏面对面的交流和解释，可能导致无法深入探讨某些复杂或敏感的问题。

（4）自填问卷法的操作　①设计问卷。根据研究目的和假设，设计合适的问卷，确保问题的清晰度、中立性和可靠性。②选择样本。根据研究目标和要求，选择合适的样本，确保样本具有代表性。③发放问卷。通过邮寄、电子邮件、网络或现场分发等方式，将问卷发送给被调查者。④收集问卷。设定合理的截止日期，收集已完成的问卷。⑤数据整理。检查问卷的完整性和准确性，对缺失或异常数据进行处理。⑥数据分析。使用统计软件对收集到的数据进行处理和分析，提取研究结果。⑦结果解释与报告。对分析结果进行解释和讨论，撰写研究报告或论文。

自填问卷法是一种有效且经济的数据收集方法，特别适用于大规模和标准化的调查。然而，为了保证数据的质量和可靠性，需要在问卷设计、样本选择、数据整理和分析等各个环节都进行严格地控制和管理。

（5）现场自填法：是一种数据收集方法，它要求参与者在特定的现场环境中，根据自己的观察、经验和知识，填写预先设计好的问卷或表格。这种方法常用于市场调研、用户行为研究、产品测试等场景。

七、问卷调查

问卷调查是一种常用的数据收集方法，它通过设计一份包含一系列问题的问卷，邀请参与者根据自己的经验、知识和观点来回答。问卷调查可以用于各种研究目的，如市场调研、社会调查、教育评估等。

（一）问卷调查的类型

1. 封闭式问卷　问卷中包含的问题通常有固定的选项供参与者选择，如选择题、是非题等。

2. 开放式问卷　问卷中的问题通常没有固定的选项，而是要求参与者自由回答，提供自己的观点和解释。

3. 混合式问卷 问卷中同时包含封闭式和开放式问题，以收集更全面、深入的数据。

（二）问卷调查的一般结构

1. 封面信 介绍研究的目的、意义、参与者的权益等，以吸引参与者参与并说明问卷填写的要求。

2. 指导语 向参与者解释如何填写问卷，如填写方式、问题类型等。

3. 问题和答案 是问卷的核心部分，包含研究者设计的问题和相应的答案选项。

4. 个人信息收集 通常包括参与者的年龄、性别、职业等基本信息，用于分析样本特征。

5. 结束语 感谢参与者的参与，并说明问卷的后续处理和使用方式。

（三）问卷调查的设计原则与步骤

1. 明确研究目的 确定研究目标和所需数据，以便有针对性地设计问卷。

2. 设计问卷结构 根据研究目的和参与者特征，选择合适的问卷类型和结构。

3. 确保问题有效性 设计清晰、简洁、易于理解的问题，避免歧义和模糊性。

4. 合理安排问题顺序 按照逻辑关系和参与者的心理顺序，合理安排问题的顺序。

5. 进行预测试 在正式调查前进行预测试，以检验问卷的可行性和有效性。

6. 修订和完善 根据预测试的结果和反馈，修订和完善问卷。

（四）问卷中问题与答案的设计

1. 问题设计 问题应具有针对性和明确性，避免含糊不清或引导性过强。

2. 答案的种类 对于封闭式问题，应提供全面且互不重叠的答案选项；对于开放式问题，应预留足够的空间供参与者自由回答。

3. 问题类型选择 根据研究目的和数据需求选择合适的问题类型，如单选、多选、填空题等。

4. 问卷的常见错误 即问题设计的注意事项。

（1）一句多问，即在一句话中询问两个问题，或者一个问题的两个方面。

（2）断定式问题，如"你不喝酒，对吗？"的正确提法应该为"你是否饮酒"。

（3）使用俚语、俗语和专业术语。

（4）问题表达过于笼统，如使用"爱""幸福"等抽象字眼的提问。

（5）使用不确定的词语。

（6）问题具有诱导性。

（7）问题中存在过多计算。

（8）使用假设性问题。

（五）随机应答技术

随机应答技术是一种保护参与者隐私的数据收集方法。在这种方法中，研究者设计一些与研究目的无关的问题，并将这些问题与真正的研究问题混合在一起。参与者在回答这些问题时，可以自由选择是否提供真实答案，或者随机选择一个答案。这样可以减少参与者因担心隐私泄露而不愿参与调查的情况，提高数据的真实性和可靠性。

（六）问卷调查的信度和效度

1. 问卷调查的信度 信度（reliability）指的是测量结果的稳定性和一致性。在问卷调查中，信度主要关注的是问卷是否能够在不同时间、不同情境下，或者在由不同人员填写时，产生相似的结果。

高信度意味着问卷的结果是可靠的，不会因为外部因素或填写者的变化而产生大的波动。

2. 提高问卷信度的常用方法

（1）重复测量：在不同的时间点对同一组参与者进行同样的问卷调查，计算两次测量结果的一致性程度。

（2）对比测量：使用两种不同的问卷来测量同一概念或变量，然后比较两种问卷的结果是否一致。

（3）增加问题数量：通过增加测量同一概念或变量的问题数量，可以提高信度，因为多个问题可以提供更多的信息来验证结果的稳定性。

3. 问卷调查的效度　效度（validity）指的是测量结果与所要测量的真实概念或变量之间的符合程度。在问卷调查中，效度关注的是问卷是否能够准确反映研究者想要了解的内容。高效度意味着问卷的测量结果是准确和有意义的。

4. 常见的效度类型

（1）内容效度：指问卷内容是否能够全面、准确地反映所要测量的概念或变量。这通常通过邀请专家对问卷内容进行评估来实现。

（2）结构效度：指问卷中的问题是否能够按照预期的结构或模式进行组织，并能够测量到预期的潜在变量。这通常通过因子分析等方法来评估。

（3）效标关联效度：指问卷的测量结果是否能够与某种外部标准或已知事实相一致。例如，如果问卷的目的是测量个体的幸福感，那么其测量结果应该与个体的其他心理健康指标或生活满意度等指标有一定的关联。

5. 信度与效度的关系　信度和效度是问卷调查中两个重要的评价指标，它们之间存在一定的关系。

（1）信度是效度的基础：如果一个问卷的信度很低，那么其测量结果的稳定性和一致性就会很差，这样就很难保证问卷的效度。因此，在进行问卷调查时，首先需要确保问卷的信度达到一定的水平。

（2）效度是信度的目的：虽然信度高的问卷能够产生稳定和一致的结果，但如果这些结果并不符合所要测量的真实概念或变量，那么这样的问卷仍然是没有意义的。因此，在确保问卷信度的同时，还需要关注其效度，确保测量结果能够准确反映研究者想要了解的内容。

总之，信度和效度是问卷调查中两个密不可分的评价指标。在进行问卷调查时，需要同时考虑这两个方面，以确保测量结果既稳定可靠又准确有意义。

知识拓展

融合多元化数据采集技术以强化社会医学研究的信度和效度。

1. 混合方法研究　结合定性和定量研究方法，通过深度访谈、焦点小组讨论等定性方法获取丰富、深入的背景信息，再结合问卷调查进行大规模的数据收集。这种方法可以弥补单一研究方法的不足，提供更全面的研究结果。

2. 使用先进的统计和数据分析技术　随着科技的发展，出现了许多新的统计和数据分析技术，如结构方程模型、路径分析等，可以用来更精确地评估问卷的信度和效度。同时，使用机器学习和人工智能技术也可以帮助研究者从大量数据中提取有用的信息，提高研究的准确性。

3. 利用现代技术工具进行数据收集　例如，使用移动应用、在线平台或社交媒体等数字平台进行数据收集，不仅可以提高数据收集的效率和覆盖范围，还可以通过数据分析来跟踪和评估随着时间的推移数据的一致性和稳定性。

4. 加强研究者的培训和能力提升　确保研究者具备进行高质量问卷调查所需的技能和知识，包括问卷设计、数据收集、数据分析和结果解释等。此外，还需要培训研究者如何正确使用和解释统计和数据分析结果，以提高研究的科学性和可靠性。

5. 注重研究的伦理和隐私问题　在进行社会医学研究时，必须遵守相关的伦理规范和法律法规，确保参与者的权益和隐私得到保护。例如，在收集个人数据时，需要获得参与者的明确同意，并采取适当的安全措施来保护数据的安全性和隐私性。

本章小结

教学课件

执考知识点总结

本章涉及的2019版及2024版公共卫生执业助理医师资格考试考点对比见表11-1。

表11-1　2019版及2024版公共卫生执业助理医师资格考试考点对比

单元	细目	知识点	2024版	2019版
社会医学研究	研究方法概述	（1）社会医学研究的常用方法	√	√
		（2）社会医学研究步骤	√	√
	定量研究	（1）定量研究的特点与主要方法	√	√
		（2）问卷的一般结构	√	√
		（3）问题的种类和答案的格式	√	√
		（4）问卷设计的常见错误	√	√
	定性研究	（1）定性研究的特点	√	√
		（2）常用的定性研究方法	√	√

拓展练习及参考答案

（蔡明春）

第十二章　社会病的防治

素质目标： 培养学生对社会责任感和使命感，树立正确的社会价值观，尊重生命的尊严和价值。使学生形成积极的社会参与意识，关注社会病的现象及其解决，愿意为社会病的解决贡献自己的力量。

知识目标： 认识社会病的概念、特点及社会病防治的基本措施，理解几种典型的社会病的社会根源及社会防治措施。

能力目标： 通过阅读、讨论、研究等途径，收集和分析社会病的相关信息。运用批判性思维，对社会病的现象进行探究和理解。

案例导入

【案例】

胡某，男，27岁，初中文化，吸毒史9年。胡某小时候父母离异。胡某初中时混迹社会，结交了一些社会上的不良青年。胡某供述，他第一次吸毒完全是因为盲从，看见自己的朋友吸，自己觉得好玩也跟着吸，谁知从此便上瘾。

胡某买毒品的时候被抓，被送进了强制戒毒所。出来之后，在家里的帮持下他开了一个水果店，生活日渐正常。然而，原来那帮朋友会过来找胡某玩，到后来就发展到之前一起吸毒的人在店后面吸毒。如此随着次数的增多，胡某复吸。

胡某复吸后，水果店也不开了，每天中午睡醒，就想着怎样搞到毒品，甚至胡某的母亲因不忍看见胡某的狼狈状态而默认了他的吸毒行为。后来，胡某因自己心里愧疚及母亲的苦苦相劝再次选择戒毒，目前正在戒毒中。

【问题】

1. 请分析胡某吸毒的社会因素有哪些？
2. 从胡某的吸毒和戒毒经历中，分析吸毒行为的防治有哪些社会措施？

核心知识拆解

一、社会病的定义

社会病指主要由社会原因造成的、与社会发展和进步方向相违背的社会性现象，这些现象与人群的健康有着密切的联系，一般需通过社会性防治措施才能加以控制。

二、社会病的特点

（一）社会病具有公共性

公共性是社会病的一个重要特点，这一特点将社会病与个人烦恼区别开来。每个人都会有烦恼，个人烦恼的产生与个人的心理状态、心理特征和价值观念密切相关。与个人烦恼不同的是，社会病往往是某个区域或者某个阶层的人群，广泛存在不良生活方式或者行为，并对社会有了较大影响，需要对社会的政治、经济和社会体制方面进行分析。

（二）社会病产生根源的复杂性

社会病产生的原因非常复杂，不是单一的因果关系，有个人的原因，与个人行为、个人生物学特征密切相关；也有社会制度、社会文化等方面的原因，社会的原因是社会病的主要的、决定性的原因。

（三）社会病危害的严重性

社会病对社会的危害非常严重，这种危害性可以表现为破坏社会稳定，阻碍社会经济发展，影响国民身体素质，也可表现为对社会生活质量的直接影响。

从社会医学的角度看，随着人类健康状况的转变，在全世界范围内，社会病对人群健康状况的影响已经越来越严重了。

（四）社会病的防治需要群策群力

社会病的防治需要全社会综合策略，共同努力，包括改变不合适的社会公共政策，建立健康的社会文化等。新中国成立初期，我国采取一系列强有力的社会措施，较好地解决了卖淫、吸毒等问题，就很好地说明了这一点。

（五）社会病也是公共卫生问题

社会病既是社会问题，也是健康问题或者公共卫生问题。一方面，社会病会直接或间接地影响人群健康；另一方面，社会病是导致其他健康问题的重要根源，需要从医学特别是公共卫生的角度进行干预。

社会医学要揭示社会病的产生根源，为降低社会病的产生和发展提供依据和政策建议。

三、几种典型的社会病

（一）成瘾行为

1. 成瘾行为的概念和分类　成瘾行为是一种额外的超乎寻常的嗜好和习惯性，这种嗜好和习惯性是通过刺激中枢神经产生兴奋或愉快感而形成的。根据成瘾对象的不同，成瘾行为分为由物质引起的成瘾行为和由行为引起的成瘾行为。

（1）由物质引起的成瘾行为：引起成瘾的物质能够影响人类心境、情绪、行为，改变意识状态等，并使机体对此产生依赖效应，该依赖效应即成瘾行为。引起成瘾的物质包括部分具有精神活性的物质、药物等一些化学物质。

（2）由行为引起的成瘾行为：有些行为重复几次就会使机体产生依赖效应，比如赌博、刷短视频等，可称为由行为引起的成瘾行为。

2. 吸毒

（1）吸毒的流行状况：吸毒者可以分布于任何特质的人群。几乎所有国家中，年轻人群的药物滥用率均高于老年人群，18～25岁是其高发组段。男性多于女性，文化程度低、无固定职业者的吸毒率相对较高。

我国的吸毒者主要分布在西南、东北及东南地区。具体而言，以云南、广西、贵州、广东、福建等省居多。

《2019年中国毒品形势报告》指出：全球每年约有2.7亿人吸毒，近3500万人成瘾，近60万人直接死于毒品滥用。截至2019年底，中国现有吸毒人员214.8万名，占全国人口总数的0.16%，同比下降10.6%，人数系连续第二年减少。其中，35岁以上占51%，约109.5万名；18～35岁占48.7%，约104.5万名；18岁以下占0.3%，7151名。2019年新发现吸毒人员中青少年占比下降，但60岁以上吸毒人员同比增加3.5%。冰毒仍然是我国滥用人数最多的毒品，占55.2%，同比下降12.1%；海洛因滥用人员80.7万名，占37.5%，同比下降9.2%；氯胺酮滥用人员4.9万名，占2.3%，同比下降20%。大麻滥用人员2.4万名，主要是外籍人员、有境外学习或工作经历人员及演艺人员等。

吸毒活动的隐蔽性和私密性增强，公共娱乐场所的吸毒活动有所减少，宾馆、出租屋、私人会所或私家车等处所吸毒活动明显增多；一些吸毒人员由线下转到线上，利用网络软件建立"毒友群"，采用虚拟身份、暗语交流，直播吸毒等方式形成更加隐蔽的吸毒圈。

（2）吸毒的社会根源：是毒品的可获得性。从所有精神活性物质的使用情况来看，合法的、广泛可以获得的精神活性物质很多，且不断出现新类型毒品，如含麦角酰二胺成分的"邮票"、向学生兜售的"聪明药"，以及"0号胶囊""G点液""犀牛液"等多种色胺类物质。此外，尽管我国政府在禁毒方面作出了巨大努力，但目前为止，毒品仍能在各地的地下交易中获得。

1）同伴影响和团伙压力：青少年第一次吸毒通常是在同伴的引诱和影响下开始的，并在一定社会压力下保持吸毒行为。同样，一个人在戒毒后也很可能在同伴给予的压力下重新吸毒。

2）成长环境的影响：成长环境是否良好，是影响青少年是否走上吸毒道路的重要社会因素。研究表明，吸毒者的家庭环境通常存在各种缺陷，如单亲家庭、家庭成员间缺乏沟通交流、家中有吸毒者等。

3）社会环境的影响：社会上存在不良风尚使得一些人感到精神空虚，理想观念淡薄，唯利是图，金钱至上，片面追求高消费和冒险刺激的生活方式，也是造成吸毒现象日趋严重的重要原因。

4）社会文化对毒品的容忍程度：目前，世界上不同国家对毒品犯罪的态度有所不同。另外，不同文化对毒品的容忍程度也不同，国家政策及社会环境的支持与否对于国家内吸毒人群的数量有很大影响。

（3）吸毒的预防与控制：1990年2月20日，联合国第一次召开特别会议讨论取缔毒品问题，会议还通过了《政治宣言》和《全球行动纲领》，并宣布1991—2000年为联合国禁毒十年。《全球行动纲领》特别敦促各国政府多关注预防和减少麻醉品滥用，以消除对麻醉药品和精神药物的非法需求。《政治宣言》强调：利用教育和宣传手段减少毒品需求，呼吁世界各国参与到打击非法毒品的使用。

2013年和2018年相继出版了《预防吸毒国际标准》，为全球预防吸毒工作树立了新标杆，成为世界各国减少毒品需求工作的实用性指南。在2016年的联合国世界毒品问题第三十届特别会议上，通过了《我们对有效处理和应对世界毒品问题的共同承诺》，减少毒品需求和预防吸毒被提至新的高度。联合国毒品和犯罪问题办公室与WHO合作，在公共卫生科学指导下，以科学证据为基础的预防吸毒方案和战略得以实施，在家庭、学校和社区的预防吸毒最佳做法、系列标准和指南得到推广，以及近年来的"国际禁毒日"宣传主题，都体现了国际社会对青少年预防吸毒教育的重视。

吸毒的预防与控制，可以从个人的宣教，家庭环境的改善，学校教育的加强，国家立法的规范等方面入手，主要包括以下3个方面：减少毒品供应，减少毒品需求，净化社会环境。

（二）自杀

1. 自杀的概念与分类 自杀指个人在意识清楚的情况下，在长期而复杂的心理活动作用下，自愿地（而不是被别人所逼迫）采取某种手段来结束自己生命的危险行为。专家指出，自杀是一种可防可治的精神心理疾病。国内外大量研究表明，自杀的高危人群是精神障碍患者，欧美报道的自杀者中，有90%被诊断出精神障碍，我国的自杀者中，有63%被诊断为精神障碍。在各种精神障碍中，最常出现自杀行为的是抑郁症患者和物质滥用者，其次为精神分裂症患者。

我国学者从自杀预防的角度考虑，把自杀分为以下5种。

（1）自杀意念：自杀意念的基本特征是有了明确的伤害自己的意愿，但没有形成自杀的计划，没有行动准备，更没有实际伤害自己的行动。其心理活动可能是清晰的，也可能是模糊的。

（2）自杀计划：在自杀意念的基础上，形成了如何结束自己生命的计划，但没有采取导致伤害生命的实际行动。自杀计划仍处心理活动阶段，但对自杀的方法、时间、地点等已经比较清晰化，意味着自杀行为成为实际的可能性。

（3）自杀准备：在自杀意念和自杀计划的基础上，做出了自杀行动的准备，但没有采取导致结束生命的行动。包括实际准备了用于自杀的物质、工具、方法或者到自杀现场做了实际的考察等，自杀准备不仅体现在内心心理活动层面，在行动层面亦有体现，意味着高度的自杀危险性。

（4）自杀未遂：自杀未遂的基本特征是采取了伤害自己生命的行动，但该行动没有直接导致死亡的结局。自杀未遂者通常存在躯体伤害，但躯体伤害不是自杀未遂的必备条件。

（5）自杀死亡：自杀死亡的基本特征是采取了伤害自己生命的行动，该行动直接导致死亡的结局。

另外，根据美国国立精神卫生研究所自杀预防研究中心的分类标准，将自杀分为完全性自杀（CS）、自杀企图（SA）、自杀观念（SI）3种。

2. 自杀的流行病学现状

（1）自杀的人群特征

1）年龄分布：自杀行为与年龄高度正相关，14岁以下者自杀罕见，绝大多数自杀死亡者在15岁以上，占98.91%。我国自杀死亡年龄分布呈"马鞍"现象，20～29岁自杀曲线上升极快，30岁以后缓慢下降，中年期相对稳定，50岁以后曲线开始慢慢回升，60～65岁以后急剧升高，出现第二个高峰。

2）性别分布：国外自杀率男性高于女性，自杀未遂率女性高于男性。我国自杀率和自杀未遂率均是女性高于男性。

3）文化程度分布：不同文化程度人群自杀率差别明显，文化程度越低，自杀率越高。

4）种族分布：由于遗传、环境、文化、风俗、宗教信仰等多种差异，自杀率存在种族差异。

5）婚姻状况分布：婚姻状况与自杀率明显相关，离婚和丧偶人群自杀率最高，从未结婚者自杀可能性是结婚人群的2倍。

6）职业分布：普遍认为不同职业人群自杀率存在差异，美国医生自杀率较高，牙科医生和内科医生自杀率高于一般人群，精神科医生自杀率高于其他科医生。农民或工人自杀率也高。

（2）自杀的地区分布：我国自杀率的城乡差异相当明显，多数文献显示农村自杀率明显高于城市。

（3）自杀的季节分布：季节是影响自杀的重要因素，国内以7～9月为自杀的明显高峰季节，其自杀死亡构成达41.34%～54.22%。

3. 自杀的社会根源 自杀行为有个人的原因，比如个人性格、价值观念、人际关系、身体健康状态等，同时与文化信念、医疗保健制度、社会经济状况等也有密切的关系。有学者对1000例自杀者的家属展开调查后发现，每个自杀者至少对身边的6个人带来严重不良的心理影响，这些受影响的人群却很少获得必要的心理援助，这给家庭和社会造成严重的危害与损失。

（1）社会关系：社会关系状态的不同，自杀者的心理状态也有不同，比如因为个人的痛苦而自杀，也可能因为国家利益、集体利益或者家庭利益而牺牲自我，还可能因为社会的动荡使个人感觉生活失控而自杀，或者觉得自杀是自己的宿命。

（2）应激：在中国文化背景下，常常将个体的自杀归因于受了刺激。

（3）文化：文化因素对自杀的影响有以下几个方面。①文化对自杀行为、对自杀者的态度。②文化源性应激，即与某一特定文化因素相关的应激。③社会文化变迁对社会关系、生活方式和个人行为产生重大影响。

（4）自杀手段的可及性：有关统计表明，自杀者一般倾向于采取容易获得的自杀手段实施自杀。在我国农村地区，由于缺乏对剧毒农药、鼠药的严格管制，所以服毒是最主要的自杀手段。

（5）医疗卫生服务及其可及性：可及的精神卫生服务有可能预防精神障碍患者自杀，可及的急救服务可以挽救死亡意愿非常强烈的自杀者的生命。

4. 预防自杀的一般措施 心理专家指出，对自杀行为，是可以通过医疗处理得到改善的。对自杀者或有自杀企图者进行及时的评估和干预，是有效防止自杀行为发生的必要措施。同时，心理专家还强调，了解各种精神障碍自杀的危险因素对于预防自杀也是极为重要的。

（1）提高人们的心理健康素质：其主要措施如下。①通过采用广播、电视、讲座等途径普及心理卫生常识。②建立更加完善的社区心理咨询和心理保健系统。

（2）普及有关自杀的知识：要在社区内采取各种形式开展关于自杀知识的宣传与教育，使人们了解自杀，懂得识别基本的自杀危险信号，预防自杀的发生。

（3）减少自杀的机会：主要从以下3点进行管理和预防。①加强器具管理，比如剪子、菜刀，能砸头的钝器等。②加强有毒物质的管理。③加强对危险场所的防护和管理。

（4）建立预防自杀的专门机构：世界上许多国家成立了各种专门的预防自杀机构，如自杀预防中心、危机干预中心，救难中心等。在我国，北京、上海、广州、南京等大城市也有类似机构和组织。

（5）对相关医务工作者和心理咨询中心工作者进行培训：目前，我国已将对相关医务工作者和心理咨询中心工作者的培训作为预防自杀的关键一步。培训的对象主要包括：①急诊室医务人员。②急诊科、内科、外科等经常接触自杀患者的医务人员。③心理咨询工作者。

（6）提供完善的精神卫生服务：精神障碍患者是自杀的高危人群之一，也是自杀预防的重点。对每一个精神疾病患者都应该进行系统的自杀危险性评估，之后根据患者具体状况酌情安排治疗方案，是预防自杀行之有效的方法之一。

（7）加强学校和工作场所的自杀预防工作：相对而言，学校和工作场所的自杀预防比较容易组织和实施。推动学校和工作场所的自杀预防，关键有两点：①建立一个相对完整的心理卫生服务网络，通过这个网络及时发现和转诊可能处于自杀危险中的个体。②形成对有自杀危险性的个体的理解、关爱和支持的氛围，降低对自杀行为的歧视，促使处于自杀危险中的个体积极寻求帮助。

（8）关注自杀死亡者的亲人：研究表明，自杀死亡者亲人的自杀率远高于普通人群，其原因主要有两个方面。①作为家庭成员，自杀者的亲人和自杀者具有类似或相同的自杀危险因素。②自杀死亡比其他原因导致的死亡给亲人带来更大的打击和压力，包括更严重的自责，以及来自社会的误解和歧视。因此，关注自杀死亡者亲人的心理调适和自杀预防，对他们进行定期随访和评估，为他们提供及时有效的心理社会支持等。

（三）与性行为相关的社会病

1. 与性行为相关的社会病的概念与分类 与性行为相关的社会病指不符合社会道德和法律规范的性行为导致的健康和社会问题，可以大致分为以下3类。①各类与性行为相关的违法犯罪行为，如强奸、卖淫嫖娼、制造和传播色情物品等。②不安全性行为导致的各类问题，如性传播疾病、艾滋病、意外妊娠特别是青少年妊娠等。③与性禁锢相关的各类问题，如对人性的摧残、性无知导致的种种问题等。

2. 与性行为相关的社会病的社会根源 从社会医学角度看，与性行为相关的社会病的发生和发展的主要社会原因有以下4个方面。

（1）性禁锢：性禁锢不仅导致性无知、导致对人性的摧残，而且会阻碍人们获得必要的、正确的性知识和性传播疾病防治知识，导致对性功能障碍和性传播疾病的严重社会歧视，这种社会歧视使得很多人得了性传播疾病之后羞于去医院就诊，结果又把它传染给别人。

（2）性放纵：性放纵是与性禁锢相对应的另一个极端。性行为的放纵是严重危害健康的性传播疾病（如梅毒、淋病、生殖器疱疹、艾滋病等）流行的主要根源。

（3）人口流动：流动人口通常是性行为相对活跃的人群，在性传播疾病的传播中具有重要的影响。

（4）医疗条件：在很多发展中国家，性传播疾病患者因为医疗条件的限制在患病后得不到及时的治疗。

3. 性传播疾病的预防与控制

（1）积极努力形成健康的性观念，提倡健康的性行为。安全的性行为建立在正确的性观念基础之上，所以要打破性禁锢，但也不是性放纵。对性行为造成的社会后果要有充分的心理准备，个体的性行为要符合社会法律和道德规范，且必须有正确的性卫生知识为基础。

（2）采取适当的形式，广泛宣传性病防治知识。通过性传播疾病防治知识宣传，让人们了解各种常见性传播疾病的传播途径和临床表现及其防治方法，消除社会公众对性传播疾病的各种错误认知，改变社会公众对性传播疾病患者的歧视，使性传播疾病患者能够正视自己的疾病，接受及时有效的治疗，预防传播。

（3）加强对性传播疾病的监测。对性传播疾病的监测是防治工作的一个重要组成部分，其目的在于及时掌握性传播疾病的流行动态，考核防治效果，为制定社会性的干预措施提供依据。

（4）对性传播疾病高危人群进行有针对性的预防工作。性传播疾病高危人群，如性工作者、同性恋者、吸毒者、特殊服务行业人员、流动人口等同时又是传播媒介难以介入的人群，需采取特殊的措施，向他们介绍性传播疾病预防知识，使他们能够自觉地接受监测，主动使用预防性传播疾病的安全措施，拒绝不安全的性行为。

（四）精神障碍

1. 精神障碍的概念与分类 精神障碍是一类具有临床意义的行为或心理综合征，伴随痛苦体验和（或）功能障碍，对健康造成危害并影响整个社会的发展。精神疾病是指在各种生物学、心理学及社会环境因素影响下，大脑功能失调，导致认知、情感、意志和行为等活动出现不同程度障碍的疾病。

WHO的《疾病及相关健康问题的国际统计分类（第11版）》将精神疾病分为以下几类：神经系统发育疾病、认知症、精神和行为障碍、情感和行为功能障碍、药物和物质使用相关障碍、睡眠-觉醒节律障碍、性行为障碍和其他特定症状。

2. 精神障碍的流行状况 中国精神卫生调查（CMHS）的研究结果显示：我国焦虑障碍患病率最高，为4.98%；第二是心境障碍，患病率为4.06%；第三是酒精、药物使用障碍，患病率为1.94%；第四是间歇爆发性障碍，患病率为1.23%；精神分裂症及其他精神性障碍终身患病率为0.61%；进食障碍患病率低于1‰。

调查还显示，心境障碍女性患病率高于男性患病率；酒精、药物使用障碍和间歇爆发性障碍男性患病率高于女性患病率，且18～34岁年龄组患病率最高。

3. 社会根源

（1）社会文化因素与精神障碍的确定：所有社会都对正常与异常、健康与疾病有一套范围广泛的社会规范，它是由人们共同拥有的文化信念所决定的。在不同的文化背景中，这些社会规范并不统一，即使在同一文化背景中，在不同的场合、对不同的人群也不尽一致。

（2）社会结构因素与精神障碍的分布：大量研究表明，在不同的社会结构群体（如不同的社会阶层、种族、婚姻状况、文化程度等）中，精神障碍的分布是不同的。一般地说，处于社会劣势的群体（如低社会阶层）精神障碍患病率较高，而处于社会优势的群体（如高社会阶层）精神障碍患病率较低，个别精神障碍的分布存在相反的表现。

（3）社会动荡因素：社会动荡和动乱导致精神健康损害的机制主要有3个方面。①原有社会、经济、文化和心理基础的破坏。②精神应激的增加。③被动移民和难民的增加。

（4）文化源性应激：人类学研究表明，某些文化信仰、价值观和管理可能增加对个体的刺激数量，由此导致的应激可以看做是文化源性的。有些信仰如相信超自然的力量存在可导致的焦虑、惊恐和抑郁情绪等。

（5）对精神障碍患者的歧视：不论东方还是西方环境中，都有相当一部分人对精神障碍患者持歧视态度，如不尊重精神障碍患者的人格，剥夺精神障碍患者的基本权利，将精神障碍裁定为非道德的行为而加以歧视和谴责等。

4. 精神障碍的预防与控制

（1）增进精神健康的保健工作，加强相关知识的宣传普及。

（2）对易患精神疾病的高危人群采取特殊的心理干预措施，提供心理宣泄途径。

（3）提高人们早期识别精神障碍的能力，减少人们对精神相关疾病患者的偏见。

（4）指导精神障碍患者及家属及时就诊，并进行随访与巩固治疗。

（5）在综合医院设立精神科和心理咨询科，做好会诊、联络和咨询及培训工作，帮助非精神科医生早期发现、治疗精神疾病患者。

（6）积极谋求政府相关部门重视和支持，为精神障碍患者提供生活方面的帮助。

（7）对病情趋于稳定的患者，进行心理治疗、康复训练，帮助提供合适的社会活动机会，最大限度地恢复患者心理和社会功能。

（8）做好出院患者定期随访工作，使患者能够接受及时而有针对性的医疗指导和服务，关心和满足精神疾病患者的合理要求，重视心理，社会环境对疾病预后、复发的影响。

（五）意外伤害

1. 意外伤害的概念和分类　意外伤害是指无意识的、意料之外的突发事件造成的人体损害。

（1）车祸

1）引发车祸的因素：车祸的发生是生物、心理、社会等多种因素综合作用的结果，其中心理、社会因素对车祸的发生、发展起着决定性的作用。

2）车祸的预防和控制：较好的预防控制车祸发生的干预措施包括以下几点。①强迫使用安全带。②制定相应法律法规加以控制。③通过教育培训加强人们的相关意识。④改善交通条件。

（2）中毒

1）引发中毒的因素：常见的引起意外中毒的物质有药品、煤气、洗涤剂、煤油、汽油、杀虫剂、灭鼠药、有毒植物的根茎和果实等。

2）预防措施：能有效预防意外中毒的措施如下。①建立健全的毒物包装法规。②加强毒物的存放和管理。③普及预防中毒知识，减少中毒事件。④健全农药管理制度。⑤建立中毒控制中心。⑥提高基层医师的应急处理能力。

2. 意外伤害的预防与控制

（1）五"E"理论：意外伤害预防控制理论，即五"E"理论，工程干预、经济干预、强制干预、教育干预、及时的紧急救护。工程干预是通过对环境与产品的设计与革新，使其伤害风险减少或无风险；经济干预是通过经济鼓励手段和罚款来影响人们的行为；强制干预是国家通过法律措施对增加伤害危险的行为进行干预；教育干预是通过健康教育增强人们对伤害危险的认识，改变人们的行为方式；在发生意外伤害时，进行及时的紧急救护。

（2）哈登（Haddon）预防理论：Haddon认为，伤害的发生是宿主、媒介物和环境三因素互相作用的结果，三因素的互相作用贯穿在事件发生前、发生中和发生后的全过程。其主体策略为：①预防危险因素的形成。②减少危险因素的含量。③预防已有危险因素的释放或减少其释放的可能性。④改变危险因素的释放率及其空间分布。⑤将危险因素从时间空间上与受保护者分开。⑥用屏障将危险因素与受保护者分开。⑦改变危险因素的基本性质。⑧增加人体对危险因素的抵抗力。⑨对已造成的损伤提出针对性控制与预防措施。⑩采取有效治疗及康复措施，使受伤害者保持稳定。

（六）慢性病的社会防治

2024年的世界免疫周宣传主题是"关注慢病人群叠加风险，医防融合共促老龄健康"。慢病人群通常是指患心脑血管疾病、恶性肿瘤、糖尿病、慢性阻塞性肺疾病、精神心理性疾病的患者。老年人由于免疫功能退化，成为慢性病高发人群，同时还存在多种慢性病共存的情况。慢性病易并发各种感染性疾病，如带状疱疹。带状疱疹是一种由水痘-带状疱疹病毒引起的感染性皮肤病，大约1/3的人会患此病，但与健康人群相比，慢性病患者罹患带状疱疹的风险增加24%～41%。由此可见，慢性病给健康老龄化带来巨大挑战，已成为我国居民的主要死因。

慢性病受社会经济、生态环境、生活方式及遗传等多种因素影响，高血压、高血脂、高血糖、超重或肥胖、吸烟、不健康饮食、缺乏运动、过量饮酒等是慢性病的重要危险因素。

慢性病社会防治可以从以下两方面进行。

（1）营造全社会关注慢性病防治的氛围，深入普及慢性病防治知识。利用每年的"世界心脏日""全国高血压日""世界卒中日""全国肿瘤防治宣传周"等，结合各宣传主题，开展多种慢性病防治知识大讲堂，以及患者俱乐部、宣传展板巡展等系列宣传活动，并通过与报纸、电视、网络等多主流媒体合作，开展慢性病防治知识的大众传播，深入普及慢性病防治知识，营造人人关注慢性病健康、全民参与慢性病防治的社会氛围。

（2）利用基本公共卫生服务平台，推广社区的慢性病防治综合管理。基本公共卫生服务项目中的慢性病患者管理涉及高血压和2型糖尿病患者的免费健康管理服务。通过15年的实践和探索，已逐步形成以综合医院、社区卫生服务中心、疾病预防控制中心相互协作的一体化管理体系。通过组建社区医护人员健康管理团队，为广大居民提供慢性病管理签约式服务，对健康危险因素进行主动干预，对高血压、糖尿病进行筛查，并实行分级管理。通过基层医疗机构为患者和高危人群提供综合管理服务，实现高血压、糖尿病防治工作的三级预防，全程管理，提升患者与高危人群的医从性和生活质量。

四、社会病的防治措施

社会病防治是社会医学的基本任务之一，即运用社会医学的研究方法，探讨社会致病因子与社会病发生、发展、转归之间的关系，为社会病的预防提供有效的依据。

社会病一般须采用社会性防治措施才能加以控制。

（一）积极开展全民健康教育

充分发挥电视、广播、报纸等大众传播媒介及各级健康教育部门和各级卫生部门的作用，通过各种形式的健康教育活动，帮助个体和群体掌握卫生保健知识、了解影响健康的行为，了解疾病的发生和传播知识。提高居民的健康意识，改变不健康的生活方式。

WHO推荐：合理膳食、适量运动、戒烟限酒、心理平衡，即构成健康生活方式，也称为健康四大基石。

（二）加强对社会病的社会控制

1. 卫生立法　如血液制品管理法规、药品管理法、传染病管理条例、交通安全法规等。

2. 加强社会病的社会控制　第一级预防也称为病因预防，这是最积极、最有效的预防措施，去除导致社会病的社会根源。第二级预防就是三早预防，即所说的早发现、早诊断、早治疗。第三级预防又称为康复治疗，指各种社会病的后期阶段的预防措施，避免出现伤残和死亡的结局，减少痛苦，延长生命并实施各种康复工作。

3. 社会支持　社会舆论、社会保险、医疗保健、团体照顾、邻里相助、友谊等。

4. 社会规范　文化信念、社会道德及风俗习惯。

（三）充分发挥家庭的作用

家庭是社会的细胞，家庭环境的好坏会影响到家庭成员在社会上的表现，从而影响到工作环境或者社会环境。父母起表率作用，家庭生活的熏陶，以及家长的言传身教能对孩子起到潜移默化的作用。要构建良好的家庭环境，互相关心、爱护，培养子女的社会道德感和责任感。

（四）建立社会病的咨询与治疗机构，进行危机干预

如设立戒烟诊所、戒毒所、戒赌所、心理咨询机构等。出诊专家在接诊患者时，提供充分咨询、沟通、交流的时间和交流时长。诊室应为独立的就诊空间，保护患者的隐私，使患者没有心理负担地畅所欲言，减少患者的心理压力。

知识拓展

促进学生身心健康、全面发展，是党中央关心、人民群众关切、社会关注的重大课题。随着经济社会快速发展，学生成长环境不断变化，叠加新冠疫情影响，学生心理健康问题更加凸显。

WHO统计，全球约10亿人正在遭受精神障碍困扰，每40秒就有一人因自杀而失去生命，低收入和中等收入国家的自杀人数占全球自杀人数的77%。

中国精神卫生调查显示，我国成人抑郁障碍终身患病率为6.8%，其中抑郁症为3.4%，目前我国患抑郁症人数9500万，每年大约有28万人自杀，其中40%患有抑郁症。18岁以下的抑郁症患者占总人数的30%；50%的抑郁症患者为在校学生，41%曾因抑郁休学。引发抑郁症的主要原因是情绪压力和家庭亲子关系；其次是亲密关系和职业发展。青少年罹患抑郁症的现象不容忽视，我们应当在社会、家庭、个人之间构成良好的动态系统，相互影响、促进改变。

资料来源：人民日报健康客户端，健康时报，抑郁症研究所，等. 2022年国民抑郁症蓝皮书. https://www.jianshu.com/p/09b812a0c551。

本章小结

教学课件

执考知识点总结

本章涉及的2019版及2024版公共卫生执业助理医师资格考试考点对比见表12-1。

表12-1　2019版及2024版公共卫生执业助理医师资格考试考点对比

单元	细目	知识点	2024版	2019版
社会病的防治	基本概念	（1）社会病的概念	√	√
		（2）社会病的特点	√	√
		（3）几种典型的社会病	√	√
	社会病预防与控制	社会病防治的基本措施	√	√

拓展练习及参考答案

（周　颖　蔡明春）